U0200284

颜正华临证验案与用药经验精选

学苑出版社

图书在版编目(CIP)数据

颜正华临证验案与用药经验精选/常章富编著. —北京：学苑出版社，2021.5
ISBN 978-7-5077-6182-5

Ⅰ.①颜… Ⅱ.①常… Ⅲ.①中医临床-经验-中国现代②医案-汇编-中国-现代③中药学-临床药学-经验-中国-现代 Ⅳ.①R249.7②R285.6

中国版本图书馆 CIP 数据核字(2021)第 106773 号

责任编辑：付国英
出版发行：学苑出版社
社　　址：北京市丰台区南方庄 2 号院 1 号楼
邮政编码：100079
网　　址：www.book001.com
电子信箱：xueyuanpress@163.com
电　　话：010-67603091(总编室)、010-67601101(销售部)
印　刷　厂：北京市京宇印刷厂
开本尺寸：890×1240　1/32
印　　张：7.375
字　　数：225 千字
版　　次：2021 年 7 月第 1 版
印　　次：2021 年 7 月第 1 次印刷
定　　价：48.00 元

序

　　医案，既是医生诊治疾病过程的记录，又是医学理论和实践相结合的重要资料。它融辨证识病和理法方药为一体，真实地体现了医生诊治疾病的思路、方法和经验，是临床中医药学的重要组成部分，大大丰富了中医药宝库。学苑出版社组织编写《全国名老中医药专家临证验案精华丛书》，这无疑为中医药宝库增加了新的内容，有益于促进中医药继承工作的开展和提高中医药学术水平，功德无量。我的徒弟常章富同志应约参与了此事，先征询于我，我甚为高兴，自当欣然应允并全力支持。

　　常章富同志在我身边工作学习已越二十春秋，他与我多年来朝夕相伴，风雨同舟，取得了不少成绩。他朴实忠厚，刻苦勤奋，谦恭好学，基础较好，悟性较高，又努力工作，潜心治学，深受吾之所爱。今天，在学苑出版社的大力支持下，他又将我的部分临证验案整理付梓，这是他取得的又一个成绩。书中所选验案均为我亲手医治病例的真实记录，每案所加按语又展示了我诊治疾病的心得体会与经验，希冀有益于读者、医者及患者。果若如此，我愿足矣。谨志数语，是为序。

颜正华

丙子年孟夏

再版前言

　　本书的编写，始于 1994 年的 12 月。那一年，正值我们第一批学术传承人满师结业之时。在结业论文答辩后不久，学苑出版社陈辉编辑约请笔者参加该社组织的《全国名老中医药专家临证验案精华丛书》的编写，负责编著颜正华先生临床验案分册。笔者欣然应允，并得到了恩师的鼎力支持。于是，笔者随即从随师侍诊时陆续整理好的 250 余份验案中精选出百余篇，与此前协助恩师整理的已经发表或准备发表的 10 余篇治验病案合为一起，在文字格式上按出版要求进行编排并加按语，经数月稿成，并请恩师作序。1996 年 5 月付梓，8 月发行，名曰《全国名老中医药专家临证医案精华丛书·颜正华临证验案精选》。发行后，深受读者欢迎。2007 年 4 月再版，更名为《全国名老中医医案医话医论精选·颜正华验案精选》，印数达一万五千册，令我深感欣慰！

2020年岁末，学苑出版社拟出版《名老中医亲传经验集》，陈辉社长与付国英编审征求我可否将《颜正华验案精选》编入，我欣然接受。2021年初始，我即着手审读原病案的文字，修订漏讹，畅顺文句，补充新医案7篇，并增补近年新撰的恩师研习医案经验，将书更名为《颜正华临证验案与用药经验精选》。新版本按临证验案精选、用药经验精选与研习医案经验次第展述。所载验案名称仍从原版，即用其所属中医病证名名之，并以括号加注形式标注其所属现代医学的何种病症，以便读者从两种医学角度深入参研。

今恩师健在，适值寿诞。虽百岁零一，但体健神畅，思维清晰，唯患耳背，别无不适，实乃幸事！是书的再一次刊行，既是对恩师精湛医术的点赞，又是对恩师八十余年矢志岐黄、成就卓著的弘扬，更是庆贺恩师寿诞日的最好礼物！祈望恩师的宝贵经验能惠泽后学，民族的博大医药能发扬光大！

最后，此次修订再版得到了学苑出版社陈辉社长与付国英编审的鼎力支持，特在此致以诚挚的谢意！

常章富谨识
辛丑年正月初八于北京惠新里本草斋

前　　言

业师颜正华教授，又名颜绍棠，字秀峰，江苏省丹阳人。著名中医药学家、博士生导师。现任北京中医药大学中药学院中医药临床研究室顾问、中药研究所名誉所长、北京市成人高等教育自学考试委员会委员、中国药学会北京分会理事会顾问、中华中医药学会中药分会理事会顾问、《中华本草》总编委会委员、《中国中药资源丛书》编委会委员。曾任国务院第二届学位评定委员会医学药学组及国家教委科技委员会医药组成员，中国药典委员会、全国药品评审委员会、全国高等医药院校专业教材编审委员会委员，中国药学会理事暨北京分会理事等职。

先生生于1920年，童年立志学医，十四岁即随同邑儒医戴雨三习读经典医籍，步入岐黄。十七岁又师从江苏武进名医杨博良，杨氏为清末名医马培之再传弟子，精内外科，兼擅诗文，先生勤奋好学，尽得真传，深受杨氏器重。二十岁满师归家，悬壶应诊，工内外科，誉满乡里。二十七岁参加全县中医统考，名列榜首，声噪丹阳。新中国成立后，任江苏省丹阳县（现丹阳市，后同）导士区联合诊所所长，兼卫协会主任。1951年初，参加丹阳县县办中学西班，系统学习了西医基础知识。1955年以优异成绩考入南京中医进修学校师资进修班深造。毕业后留校任教，兼及临床。1957年调入北京中医药大学至今，一直从事中药教学、科研及临床工作。先生先后参与创建国家高等教育中药学学科和开创南京与北京两所中医药大学的中药教学工作。参加全国高等院校统编教材《中药学》一、二、五版的编写和审订，任副主编。参加1963年版《中国药典·一部》及《中药志》的编撰。主编《临床实用中药学》和《高等中医院校教学参考丛书·中药学》。为国家培养了数以千计的中高级中医药人才，并数次出国开展讲学、诊病和援助工作，为中医走向世界及中外文化交流做出了贡献。

先生在六十余年的从医执教中，一向严谨治学，勤奋钻研，虚怀若谷，孜孜不倦。他推崇理论实践紧密结合，中医西医相互学习。主张广积资料，去粗取精；博采众长，努力创新。他精通本草，谙熟药性，勤求医理，技艺精湛。临证论治，强调详察细询，四诊合参；辨病辨证，有机结合；审证求因，治病求本。主张圆机活法，动态识病；抓准主证，照顾兼证；调护脾胃，贯穿始终；三因制宜，随机变通。他知药善用，灵活精当；深研配伍，活用药对；不拘成方，随证化裁。主张全面考虑，巧用多效药；扶正祛邪，多用平和药；扬长避短，慎用毒烈药；重视炮制，别用生制品；澄清混乱，分用同名药：力求在平淡中求奇效。此外，还十分重视生活卫生，科学合理。推崇未病先防，已病防变。主张患者在药治的同时，要调饮食，畅情志，慎起居，以巩固或增强疗效。先生十分重视临床，始终不脱离临床，即使在教学与行政工作十分繁重的情况下亦是如此。先生擅治内科杂病，每能应手取效，治愈者甚众，并逐步形成辨证细腻、用药精当、综合调治的独特风格。先生为人谦恭，朴实和善，医德高尚，不鄙低贫，有求必应。先生有长者风度，处处为人师表。待学生亲如子弟，宽厚仁爱；待病人和蔼可亲，体贴关心。深受学生与患者爱戴，实为后学之楷模。

笔者有幸在中医专业毕业后即被分配到先生身边工作和学习，在随先生工作和继续学习的二十年中，先生待我情同父子，既指导我进一步习研中医药知识和理论，又教我如何搞好教学、科研、著书及临床工作；既向我传授他进行中药教学、研究中医药理论和临床治验的心得体会，又教我如何做人办事、待人接物及搞好研究室的部分工作。特别是 1991 年 9 月，我被确定为先生的学术经验继承人之后更是如此。先生二十年的言传身教，使我终身受益。而整理继承先生的学术经验则是我义不容辞的责任。将先生临证验案整理出版，是笔者多年的愿望，但因种种条件限制不能实现。今蒙学苑出版社大力支持，才使愿望变为现实。于是经数月笔耕，遂成本书并付梓。

本书的编写是在先生指导下进行的，所选验案均为先生亲手所治，先由笔者整理并加按语，再经先生审定而成。先生早年在家乡行医曾积累了不少验案，惜因五六十年代先生工作多次调动而遗失。此次所选验案均为先生在"文革"后由笔者侍诊中积累。全书共收验案百余例，素材真实，议论确当。虽仅属先生治验病例的很少部分，然确从一个方面反映了先生的学术思想和临床经验，希冀对中医药工作者有所裨益。

如上所述，本书的付梓离不开学苑出版社的大力支持，在收集素材时又得到了身边许多同志的大力帮助，在此一并致谢。笔者学识浅陋，对先生丰富的学术思想和临床经验领悟不深，再加上时间紧迫，谬误和疏漏在所难免，恳乞同道教正，以待日后增订。

弟子常章富拜识

丙子年孟夏于北京中医药大学

目　　录

颜正华临证验案与用药经验精选

大医精诚 万世师表

一、临证验案精选

感冒 1

陈某，女，33 岁，教师

感冒四日。刻下头痛，恶寒，身热，无汗，咳嗽，作呕，吐痰不爽，胸脘胀闷不舒。舌苔薄白腻，脉浮。证属风寒袭表，肺胃失和。治以宣肺解表，理气和胃。药用荆芥10g，防风10g，苏叶、苏梗各 5g，香附10g，陈皮10g，前胡6g，桔梗10g，苦杏仁10g（打碎），炒枳壳10g，清半夏10g，茯苓10g，生姜 2 片。3 剂，每日 1 剂，水煎温服。避风寒，忌食生冷辛辣及油腻。

二诊，药后微汗，头痛、恶寒、身热、作呕均解。唯仍咳嗽，喉痒，口苦，吐痰黄白，胸闷不爽，脉滑带数，苔微黄而腻。证属表邪虽解，痰热又生。治以清热化痰止咳，药用桑白皮10g，黄芩10g，苦杏仁10g（打碎），炙紫菀15g，化橘红5g，浙贝母10g，桔梗6g，炒枳壳5g，百部10g，白前10g，瓜蒌皮10g，竹茹6g。

三诊，喉痒、口苦、咳嗽均减轻，唯胸闷，吐少量黄痰，苔微黄，脉滑，治宗原法，仍以二诊方去桔梗加枇杷叶10g 为治，再进 3 剂，诸症悉平。

【按语】感冒一病，虽为平常之疾，但颜师临证从不小视马虎，一向认真辨治，疗效甚佳。本案先为外感风寒，肺胃失和，故颜师以宣肺解表，理气和胃为治。药后虽表证解，作呕平，而咳嗽、喉痒、胸闷等症未除，且又见痰黄、口苦等症，是痰热阻肺之兆，据此，颜师又毫不犹豫地转以清肺化痰止咳为治，终收药进六剂，诸症悉除之效。

感冒 2

辛某，女，30 岁，干部。

平日气短乏力，下肢时发水肿，易患感冒。半月前因变天感冒，经服西药抗生素与中成药效果不佳，遂来就诊。刻下恶风，微发热，无汗，微咳，喉痒，口干，舌尖红，苔薄白，脉浮缓。下肢轻度水肿，按之轻度凹陷。尿检各项均正常。证属外邪犯肺，肺失宣肃，兼脾虚湿注。治以宣肺解表，佐以利湿退肿。药用荆芥穗 6g，苦杏仁 10g（打碎），白桔梗 10g，金银花 10g，连翘 10g，陈皮 10g，茯苓皮 30g，赤小豆 30g，生苡仁 30g，枳壳 6g，芦根 15g。5 剂，每日 1 剂，水煎服。忌食辛辣油腻，慎避风寒。

二诊，药后感冒退，恶风、微发热、微咳、喉痒均已。唯气短乏力，下肢水肿未见改善，苔薄腻，脉沉缓。证属脾虚失运，水湿下注，改以益气健脾利湿为治。药用生黄芪 24g，生白术 10g，广陈皮 10g，茯苓皮 30g，党参 10g，大腹皮 10g，生苡仁 30g，赤小豆 30g，泽泻 10g。6 剂，煎服法同前。

三诊，药后肿见明显消退，气短乏力减轻。嘱继服参苓白术丸，每次 6g，每日 3 次，连服十日。并注意调节饮食，适当锻炼。半年后来告，体质增强，很少感冒。

【按语】 辨析本案患者，当为正虚邪实之证。所谓正虚，即脾气虚弱，卫表空虚；邪实，即新感表邪，水湿停聚。颜师遵照急则治其标、缓则治其本的原则，初诊以宣肺解表为主攻方向，旨在全力祛除表邪，为下一步健脾扶正创造条件。二诊表虽解而正气未复，遂以健脾益气为治，旨在健脾扶正，增强抗御外邪之力。三诊去汤药不用，改服参苓白术丸，继续健脾益气，旨在进一步扶正强身，巩固疗效。此外，颜师将利湿贯于治疗始终，是因水湿之邪难去，而水湿的消除，又有利于脾气的复常。如此治疗，主次分明，缓急有序，药证相合，佳效必至。

感冒 3（冠心病、上呼吸道感染）

李某，女，70 岁，退休职工。1992 年 12 月 31 日初诊。

冠心病五年，心电图示心肌供血不足。七天前因感风寒而致咳嗽吐白痰，胸闷憋气，至晚尤重。经西药治疗乏效，遂来求治。刻下除见上症外，又伴恶寒，少汗，肢体酸沉，倦怠，脘胀干呕，纳少乏味，心慌失眠，面失光彩。舌质暗淡，苔薄根腻，脉细来往不匀。两肺呼吸音粗糙，体温36.5℃。证属风寒表证夹湿，胃气失于和降，兼有心脉痹阻。治以宣肺发表，化痰止咳，和胃降逆，兼通脉宁心。药用苏叶、梗各 5g，秦艽 10g，苦杏仁 10g（打碎），紫菀 10g，款冬花 10g，法夏 10g，陈皮 10g，茯苓 20g，香附 10g，乌药

10g，白蔻仁5g（打碎，后下），远志10g，生姜3片。7剂，每日1剂，水煎服。愈风宁心片500片，每次5片，1日3次。避风寒，忌食生冷油腻。

二诊，恶寒与肢体酸沉均已，脘胀干呕亦除，咳嗽大减，仍胸闷，纳少，眠差，心慌，舌淡苔微腻，脉细滑不匀。治以理气和胃，通脉宁心，兼以止咳化痰。药用苏梗6g，陈皮10g，砂仁5g（打碎，后下），玫瑰花5g，合欢皮12g，茯苓20g，丹参12g，炒枣仁12g（打碎），生牡蛎30g（打碎，先下），远志10g，紫菀10g，款冬花10g。7剂。并继服愈风宁心片。

三诊，咳已，纳食、二便均正常，面色渐转红润光亮。唯劳作后心慌气短，舌脉同前。治以通脉益气，养心宁神。药用二诊方去紫菀、款冬花、苏梗，加太子参12g，五味子3g（打碎），再进7剂，并配服愈风宁心片，以善其后。

三个月后，其子来告，三诊方连服10余剂，诸症悉除。

【按语】颜师善在动态中抓主证，本案治疗即是很好的说明。患者原有冠心病，证属心脉痹阻，今新感风寒，风寒束表客肺干胃，又致风寒夹湿表证和胃气失于和降二证。初诊颜师据急则治其标原则，主以宣肺发表，和胃降逆，兼以通脉宁心。二诊恶寒已，肢体酸沉除，咳嗽减，知表证虽解而肺气宣肃未复常；胃胀干呕虽除而纳少，知胃气虽渐复但还未和畅；仍胸闷心慌，眠差，脉细滑不匀，知心脉痹阻未减，急当通脉宁心。鉴此，颜师遂改为主以理气和胃、通脉宁心；兼以化痰止咳。三诊，咳嗽已，胃气和，唯劳作后仍见心慌气短，眠欠佳，此为气虚心脉痹阻之兆，颜师再投以益气通脉、宁心安神之品，以善其后。

感冒 4 <small>（上呼吸道感染）</small>

张某，女，3 岁。1992 年 2 月 10 日就诊。

其母代诉，患儿三天前因感风寒而高热，经服中西药热退。从昨晚起又发低热（38℃），咳嗽，无痰，流清涕，纳食不佳。刻诊自言咽痛，观其咽峡红肿，口唇干裂，舌红苔薄黄，脉数；询其二便，其母云大便不干，小便微黄。证属表邪未净，肺失清肃。治以宣肺解表，清热利咽，兼以止咳。药用荆芥穗 4g，银花 5g，连翘 4g，桔梗 3g，生甘草 2g，牛蒡子 4g（打碎），浙贝母 4g，苦杏仁 4g（打碎），板蓝根 12g，玄参 5g，黄芩 5g，芦根 12g。3 剂，每日 1 剂，水煎 2 次，每次取药液 100mL，合对，分 3~4 次温服。忌食油腻、辛辣及生冷。避风寒。

二诊，药后虽热退咳减，但有少量白痰，纳食欠佳，晚睡时偶有龂齿。舌尖红，苔薄黄，脉滑。改以清肺化痰止咳，佐以消食开胃。药用桑叶、菊花、黄芩、枳壳、白前、陈皮、紫菀、百部各 5g，竹茹、苦杏仁（打碎）、焦三仙各 4g。续进 3 剂。并嘱药后如咳停纳佳，即不需再诊。半月后，其母来告，药后咳停纳增，身体康健。

【按语】患儿初感风寒，经治热势虽减，而表邪未清。继而累及肺胃，遂致咳嗽纳差；火热炎上伤津，则致咽峡红肿疼痛，口唇干裂，舌红苔薄黄，脉数等症。初诊颜师以银翘散化裁为治，既能解表退热，又能清解利咽，故而取效。药后热退咳减，纳食仍不佳，且偶有龂齿，说明表邪虽减而内热犹存，肺气仍不清肃，胃气功能未复。鉴此，颜师又以桑菊饮化裁为治，药后邪去正复，诸症悉除。

感冒5

黄某，女，31岁，职员。1992年7月27日初诊。

热伤风半月余，自服感冒清热冲剂乏效。刻下发热，微恶风，昨晚体温37.8℃，头胀微痛，咳嗽气逆，痰多色白，纳呆，舌暗红，苔薄白腻，脉滑。证属暑湿感冒，痰浊阻肺。治以发表解暑化湿，降气化痰止咳。药用荆芥穗6g，清水豆卷12g，青蒿10g，佩兰10g，苦杏仁10g（打碎），前胡6g，浙贝母10g，化橘红10g，苏子6g（打碎），旋覆花10g（包），炒枳壳6g。忌食辛辣油腻。连服7剂，诸证悉除。

【按语】本案病发暑天，患者外感暑湿，内有痰浊，暑热痰湿交结，治当发表解暑、化痰止咳，佐以降气化湿。然患者却自服功能疏风散寒、解表清热的感冒清热冲剂，显然与证不对，故难取效。颜师以芥穗、青蒿、清水豆卷、佩兰发表解暑化湿，以苦杏仁、苏子、前胡、浙贝母、旋覆花、化橘红等降气化痰止咳。如此，药证相合，故仅进7剂即愈。

阴暑

沈某，女，28岁，干部。1992年7月30日初诊。

素体健康，四天前因天气闷热过食冷饮和贪吹电扇导致形寒恶风，脘腹痞满，恶心欲吐，纳少无味，大便溏泻。曾服中西药治疗而效不显著。刻下除见上症外，大便日行2~3次，尿不黄，舌微红，苔薄腻，脉濡。月经正常，末次月经7月16日。证属阴寒闭暑，脾胃失和。治以化湿和中，解暑发表。药用藿香、苍术、苏梗、陈皮、猪苓、茯苓、泽泻各10g，制厚朴、木香各6g，大腹皮12g，白蔻仁5g（打碎，后下）。4剂，每日1剂水煎服。忌食生冷油腻。

二诊（8月10日），药后诸症均大减，因故未能及时就诊。从昨起又感微恶风，胃脘不适，偶有恶心，纳一般，口不干，舌尖红，苔薄白，脉濡。上方去木香、苏梗、蔻仁，加佩兰10g，白术、炒枳壳各6g，砂仁4g（打碎，后下），焦麦芽、焦谷芽各12g，生苡仁30g。续进7剂。并嘱其药后疾瘥不必再诊，若恶心纳呆不除当去医院化验肝功。半月后来告，药进诸症悉除，肝功正常。

【按语】本案虽病于大暑之时，但诊前数日天气闷热多雨，湿邪较重。患者为避暑热而饮冷感寒，致使寒湿夹暑、伤中困表，诸症旋至。颜师认为本案表证较轻而湿浊夹寒中阻之证较重，治疗当主以化湿和中，兼以发表解暑。故初诊颜师仅以藿香、苍术二药化湿燥湿发表，却以大队辛散温燥的陈皮、厚朴、蔻仁、苏梗、木香、大腹皮等燥湿和中开胃，甘淡的猪苓、茯苓、泽泻利湿。二诊患者云服一诊方诸症曾减轻，然当停药数日，诸症复起，说明湿性黏滞，难以祛除，故颜师虽治宗前法，但却对前方作了大的调整，即去掉木香、蔻仁等，加上佩兰、生苡仁、白术等，意在增强祛湿解暑运脾开胃之力。药后果收湿除暑解、脾胃复常之效。

咳嗽 1 (上呼吸道感染)

姜某，女，2岁。1992年1月30日就诊。

其父代诉：1月22日因感风寒而发热，体温38℃。经服中西药治疗三天，高热时退时升，高时可达39℃。25日入某医院住院治疗，经补液，抗感染等法治疗，虽热退而又见阵发咳吐，有痰，流清涕。医院大夫给口服止咳药效差，今天上午要求出院来门诊请颜师诊治。刻诊上述诸症可见，精神尚可，二便调，舌尖红，脉滑数。证属痰热阻肺，肺气不降。治以化痰清热，止咳降逆。药用苦杏仁（打碎）、浙贝母、清半夏、陈皮、紫菀、百部、白前、旋覆花（包）、竹茹、黄芩各5g，生甘草1.5g。3剂，每日1剂水煎2次，每次得药液100mL，合对，分3~4次温服。并嘱忌食辛辣油腻及巧克力糖，避风寒等。

二诊，药后咳减，痰少，吐止，清涕消失。继以前方去旋覆花、清半夏，加炒谷芽、炒麦芽各6g，枳壳3g，续进3剂，药进即愈。

【按语】 患儿因感风寒而致病，经口服中西药及住院治疗，虽表证外解，而痰热未清，致使肺胃失和，咳吐气逆。据此，颜师治以化痰清热，降逆止咳，药证相合，故3剂即效。复诊吐止，咳减，痰少，说明肺胃渐和而痰热未尽。再则，患儿年仅2岁，阴阳稚嫩，不宜久用攻伐，故颜师去辛温燥散之半夏、旋覆花，以免损伤正气。又加宽胸理气的枳壳和健胃消食的炒谷芽、炒麦芽，意在健运中州，促使患儿

大医精诚万世师表

机体早日康复。

咳嗽 2 （上呼吸道感染）

王某，女，55 岁，教师。1979 年 11 月 26 日初诊。

因感冒而致咳嗽十余日。今发热恶寒虽去而咳嗽未减，痰黄稠而多，口干而黏，喉痒，易汗。舌尖红，苔微黄而腻，脉滑带数。证属痰热阻肺，肺失清肃。治以化痰清热，肃肺止咳。药用桑白皮 10g，黄芩 10g，苦杏仁 10g（打碎），桔梗 5g，浙贝母 10g，化橘红 6g，紫菀 15g，百部 10g，白前 10g，瓜蒌皮 10g，生甘草 5g，竹茹 5g。3 剂，每日 1 剂，水煎服。忌食辛辣油腻。

二诊，药后咳嗽减轻，唯痰多色黄，易汗，夜间喉舌发干，原方去桔梗，加苏子 10g（打碎），续进 6 剂。药后家人来告，诸症悉平。并嘱其近期内仍须少食辛辣油腻，以免蕴热助火，引发咳嗽。

【按语】本案证属痰热阻肺，虽病情单纯，辨析不难，然欲数剂取效，亦属不易。颜师投药不过十剂即使诸症悉除，关键在于用药。颜师认为此案痰黄稠量多，是热与痰并盛之候，不能单用苦寒清泄之品，必须配伍适量温化宣降之品，只有这样才能尽快使痰热两清。倘若单用苦寒清泄之品，则易致肺热虽去而痰浊冰伏，咳嗽难已。初诊颜师主投以桑白皮、黄芩、浙贝母、瓜蒌皮、竹茹、白前、生甘草，旨在清泄肺热，化痰止咳；兼投小量苦杏仁、化橘红、紫菀、百部、桔梗，旨在增强化痰止咳之力。合之，苦寒清热而不冰伏痰浊，温化痰浊而不助热生火。复诊，痰多未减，虽仍用原方，但去桔梗加苏子，以再增降气化痰止咳之力。如此精心组方遣药，哪有不收显效之理？

咳嗽 3（上呼吸道感染）

高某，女，36 岁，工人。1992 年 1 月 30 日就诊。

患慢性咽炎八年。半月前因偶感风寒而致恶寒不适，咳嗽无痰，无汗。前医投羚羊清肺丸等不效，病情日趋加重。刻诊喉痒，胸闷憋气，咳嗽频作，痰少而黏，口鼻干而饮水不多，无汗，乏力。纳一般，大便干，2~3 日一行，尿微黄。月经正常，前日刚完。观其咽部充血，舌红，苔黄腻。切其脉浮滑。听其两肺呼吸音粗糙。证属风寒袭肺，化火生痰。治以清热宣肺，降气化痰，止咳利咽。药用荆芥穗 10g，金银花 10g，青连翘 10g，桔梗 5g，生甘草 5g，化橘红 6g，紫菀 10g，苦杏仁 10g（打碎），白前 10g，全瓜蒌 30g，浙贝母 10g，竹茹 10g。4 剂，每日 1 剂，水煎 3 次，每次得药液 250mL，合对，分 3~4 次温服。忌食生冷、辛辣及油腻。

2 月 3 日复诊，药后咽痒渐消，咳嗽憋气减轻，纳食转佳。唯鼻干加重，涕黄黏带血，余症如前。证仍属痰热，而以热为重。治守前法并加重清肺之力。药用黄芩 10g，全瓜蒌 30g，竹茹 10g，银花 10g，连翘 10g，浙贝母 10g，桔梗 5g，化橘红 10g，紫菀 10g。再进 6 剂，药进诸症悉除。

【按语】此案先为风寒闭肺，治当辛温宣散。前医辨证失准，误投羚羊清肺丸等寒凉之品，致使风寒客肺不解，化火生痰。痰火互结，引发宿疾，故见口鼻干，喉痒，咳嗽痰黏，胸闷憋气。颜师详诊细察，正确辨治，初诊以清降宣肃为治，药后症减，说明药已中病。复诊见咽部充血、舌红、苔黄腻如前，且鼻干加重，涕浊带血，说明肺火偏盛，伤津灼络，治当加重清肺之力，并佐以凉血。遂在原方中去荆芥穗、苦杏仁等辛温宣散之品，加黄芩、白茅根等清肺凉血之物，如此则火清痰消，肺气宣肃有常，咳嗽自瘳。

咳嗽 4 (弥漫性细支气管炎)

冯某，女，37岁，教师。1992年4月12日就诊。

支气管肺炎反复发作四年，每发必咳嗽胸闷，用西药治疗而愈。五天前因感冒又引发咳嗽，昼夜频作，且少痰胸闷痛，有压迫感，口中有铁锈味。用西药治疗效不显，遂来求诊。刻下除见上症外，两肺呼吸音粗糙，并伴头痛，口干欲饮，无汗等。二便调，月经正常，适值经期，舌尖红，苔薄黄，脉滑。白细胞总数不高，而淋巴细胞却高。有青霉素过敏史。证属表邪未尽，痰热阻肺，兼胸脉瘀滞。治以发表清肺，化痰止咳，佐以宽胸通脉。药用荆芥穗10g，银花12g，连翘10g，苦杏仁10g（打碎），浙贝母10g，芦根40g，鱼腥草30g（后下），板蓝根30g，生苡仁30g，冬瓜仁30g，丹参30g，枳壳10g，郁金10g。3剂，每日1剂水煎服。忌食辛辣油腻。并嘱再去医院拍片确诊。

二诊，头痛已，痰浊消，咳嗽夜少昼多，次数及胸闷痛大减。口干喜饮，大便三日未行。治以清润肺气止咳，佐以宽胸通便。药用桑叶 10g，苦杏仁 10g（打碎），浙贝母 10g，白前 10g，百部 10g，冬瓜仁 30g，银花 12g，芦根 40g，鱼腥草 30g（后下），枳壳 6g，郁金 10g，丹参 30g，全瓜蒌 30g。续进 7 剂，并嘱其药后如未见转轻可再来换方，如见轻可再服 7 剂，以善其后。

一月后，其同事来就诊告曰，上方连进 14 剂，诸症悉除。随访半年未复发。

【按语】支气管肺炎，今称弥漫性细支气管炎。一般常见于 3 岁以下儿童，本案为成人所患，且反复发作四年，临床少见。因本案以咳嗽胸闷痛为主症，故属中医咳嗽病。颜师认为治咳应先别内外，次别寒热虚实。本案因风热袭表、痰热阻肺所致，属外感，属热，属实。初诊症见头痛无汗，咳嗽少痰，胸闷痛有压迫感，口干欲饮，口中有铁锈味，为表邪未尽，痰热阻肺之征，故颜师以芥穗、银花、连翘、芦根、鱼腥草、板蓝根等发表清热，以苦杏仁、浙贝母、冬瓜仁、生苡仁等化痰止咳；又见胸痛为气滞血脉不畅之兆，故颜师又投枳壳、郁金、丹参等，以理气宽胸通脉。诸药相合外能疏散风热而解表，内能清肺化痰及理气通脉，故仅进 3 剂，即收显效。二诊专以清润止咳，兼以理气通泄，如此效专力宏，遂使缠绵之疾霍然而解。此外，按现代医学讲本病多因呼吸道合胞病毒所致，鉴此，颜师在治疗的全过程中均投用大量的板蓝根。这对于抗抑病毒，治愈本病，起到了积极的作用。

咳嗽 5 （肺炎后遗症）

乔某，男，35岁，工人。1992年5月4日就诊。

既往体健，4月23日因患肺炎住院治疗。是时发热39℃，咳喘，憋气，胸痛。经中西药治疗热退喘停而咳未止。先时少痰，近日痰多，喉痒则咳作，昼夜频发，服药乏效。今与住院大夫商定请颜师开汤药治疗。刻诊除见上症外，痰色微黄易咳出，两肺呼吸音粗糙，并伴口苦口干，乏力，多汗，尿黄，便干，舌红苔薄黄，脉滑。证属痰热阻肺，肺失清肃。治以清肺降气，化痰止咳。药用黄芩、银花、连翘、桑白皮、苦杏仁（打碎）、苏子（打碎）、浙贝母、竹茹、枇杷叶（去毛）、百部、白前、紫菀各10g，化橘红6g。7剂，每日1剂水煎服。忌食辛辣油腻。

二诊，上方连服12剂，咳嗽晚止，日间亦不重，余症均减轻。唯晨起阵咳，吐中量黄白相杂之痰，舌脉同前。原方去枇杷叶、百部，加瓜蒌皮15g，桑叶10g，生甘草5g，续进7剂。

三诊，白天仍阵咳，吐少量灰白色黏痰，上方去竹茹、连翘，加枇杷叶（去毛）、百部各10g，茯苓20g，再进7剂。

四诊，喉痒与日咳偶作，并吐灰白痰，余皆复常。原方再进7剂以善其后。

【按语】 四月的北京乍寒乍热，患者衣着不慎，致外邪袭肺化热，肺失清肃，发为咳喘、胸痛憋气及发热等症。经中西药治疗虽热退邪未清，仍客肺干胃，故见喉痒、咳嗽、吐痰、口苦、口干、尿黄、便干等症。颜师紧紧抓住肺热痰阻之病机，投以清肺化痰、降气止咳之品，连进 30 余剂，终使热除痰消咳止。此外，颜师认为对于这种肺炎后遗症所致的痰热咳嗽，除投以清肺化痰之品外，还要适当选用银花、连翘、鱼腥草等清热解毒之药，以促使热毒早日解除。本案方选用银花、连翘即是此意，对本病的治疗起到了积极作用。

咳嗽 6 （支气管炎）

单某，男，63 岁，干部。1992 年 1 月 8 日初诊。

因着急和感冒而致咳痰带血二月余。医院诊断为上呼吸道感染，X 线胸片示双肺下部纹理稍粗，余未见异常。刻诊阵发性咳嗽气急，痰少而黏稠，痰中夹带血丝，咳时牵扯胸胁痛。伴胁胀不舒，性情急躁，口干口苦，纳可，大便秘结，数日一行。舌红，苔黄，脉弦数。既往体健，无药物过敏史。证属肝火犯肺，炼液灼络。治以泻肝清肺止咳。药用桑白皮 12g，地骨皮 10g，黄芩 10g，苏子 6g（打碎），苦杏仁 10g（打碎），化橘红 10g，浙贝母 10g，紫菀 12g，竹茹 10g，黛蛤散 15g（包），郁金 10g，全瓜蒌 30g，丝瓜络 10g。每日 1 剂水煎 2 次，合对分服。忌食辛辣油腻及鱼腥，戒酒。药进 7 剂，痰中血丝已净，咳嗽大减，胸胁已感畅快，大便畅，日一次。原方加减，继进 10 余剂，诸症悉除。

【按语】典型的肝火犯肺证临床不多见，本案即是。颜师认为治疗本案应抓住四个环节，一是泻肝清肺并治，不能唯以清肺，只有肝火清，火不刑金，肺气才能清肃，肺络才不被灼伤。故方用黛蛤散（青黛、海蛤壳）、桑白皮、地骨皮、黄芩、浙贝母、竹茹等泻肝清肺之品。二是兼以化痰降气。肝火犯肺炼液，痰热遂生，而痰热阻肺反碍肺失清肃。若唯予清热泻火，不予化痰降气，咳嗽难已。故方用苦杏仁、苏子、紫菀、化橘红等降气化痰止咳之品。三是佐以疏肝理气活络。肝火乃肝郁所生，胸胁痛是气机不畅之兆，气机不畅又不利于痰的清除，故方中又用郁金、丝瓜络等疏肝理气通络之品。四是勿忘通肠腑。肺与大肠相表里，二者在生理病理上相互影响。今热结肠燥便秘，势必妨碍肺气的清肃，故又投大量瓜蒌，并合苦杏仁、苏子等，以清热润肠通便。如此，肝肺两治，痰火两清，气机畅顺，诸症当愈。

咳嗽 7 （支气管哮喘合并口疮）

白某，女，37岁，机电厂职工。1994年1月31日就诊。

素患支气管哮喘宿疾，每年元旦前后必发，此次只咳不喘，历时月余，曾用中西药治疗，但乏效。刻下咳嗽频作，胸闷憋气，痰白质黏难出，咽痒，口干口苦，唇干裂，时发口疮，纳可，二便正常。月经按期而行，行经时常腹痛，末次月经1月5日。听其两肺呼吸音粗，半月前X线示两肺纹理增厚。观其舌红尖有溃疡，苔薄黄，脉弦滑。证属痰热阻肺，肺失宣肃，兼月经将至。治以清热化痰，肃肺止咳，佐以理气调经。药用苦杏仁10g（打碎），苏子6g（打碎），浙贝母 10g，黄芩 10g，化橘红 10g，紫菀 10g，瓜蒌皮 15g，甘草 5g，炒枳壳 6g，郁金 12g，香附 10g，益母草 15g。7 剂，忌食生冷、辛辣及油腻。慎避风寒。

至 7 月 11 日患者又来就诊，云上方 7 剂服完即咳嗽止，口疮已，至今未发；服药第四天来经，量适中，腹不痛，至今依然。三天前因去装有空调的房间开会，又引发咳嗽胸闷，并见咽痛口苦口干，大便稍干二日一行。怕咳嗽加重，故特请颜师再诊。观其舌红苔薄黄，咽部红肿充血，切其脉仍弦滑。证属肺失清肃，热毒上攻。治以清肃肺气，解毒利咽，兼以通便。药用全瓜蒌 30g，苦杏仁 10g（打碎），浙贝母 10g，花粉 10g，桔梗 6g，生甘草 5g，银花 10g，连翘 10g，炒枳壳 6g，茯苓 20g，牛蒡子 10g（打碎）。连服 7 剂，诸症消失。

【按语】患者素患支气管哮喘，每年元旦前后常发，说明肺气宣肃不力，不耐风寒。时发口疮，又说明内有虚火。今逢寒冬，感受风寒，入里客肺，化热生痰，遂致肺失宣肃、气机不畅，故见咳嗽频作，胸闷憋气，痰白质黏等；内热炎上伤津，故见口干口苦，咽痒，口疮，唇干裂。颜师抓住主证，以苦杏仁、苏子、化橘红、黄芩、浙贝母、瓜蒌皮、紫菀及生甘草等清热化痰止咳；枳壳、郁金、香附合瓜蒌皮理气宽胸。如此热去痰清，肺气宣肃，气机畅顺，诸症悉除。又因患者月经将至，既往行经腹痛，颜师又投益母草并合香附、郁金，以理气调经，防患于未然，药后果验。半年后因感冒宿疾又发，且伴咽痛、便干等，颜师又辨证投药，仅进 7 剂而诸症顿解。医道如此之高超，怎能不令病人叫绝！

咳嗽8 _(肺气肿)

王某，男，54岁，干部。1993年6月28日初诊。

肺气肿一年。刻下胸闷憋气，胁痛。但咳不喘，有痰色白难咳，每日下午加重。桶状胸不明显，两肺未闻杂音。纳可，多梦，二便正常。舌暗红，苔薄白，脉细滑。既往体尚健，无药物过敏史。证属痰浊阻肺，痹阻胸脉，治以宣肺化痰，宽胸通脉。药用桔梗10g，苦杏仁10g（打碎），清半夏10g，化橘红10g，远志10g，茯苓20g，炒枳壳6g，郁金10g，瓜蒌皮15g，丹参12g，竹茹10g。7剂，每日1剂水煎服。忌食辛辣油腻。

二诊，胁痛已，胸闷、憋气及咳嗽均减轻。近两天痰量增多。舌红，苔薄白。上方去郁金、丹参，加川贝母10g，枇杷叶10g（去毛），紫菀12g，黄芩5g。续进7剂。数月后家人带小孩来看病时告知，药后咳已痰消，余症基本消失。

【按语】本案虽为西医的肺气肿，但按中医辨证却属肺失宣肃，生痰阻肺痹脉之证。颜师治病求本，始终将宣肺化痰放在首位，投桔梗、苦杏仁、化橘红、清半夏、瓜蒌皮、远志、竹茹、茯苓、枳实等宣肺化痰、理气宽胸之品。其次，初诊除见胸闷外，又见胁痛，乃气滞与血瘀互见之象，故颜师又投丹参、郁金以兼顾化瘀通脉。二诊胁痛除，仍有胸闷憋气，且咳痰量多，乃脉转通畅而痰阻肺气未解之兆，故颜师去丹参、郁金，加川贝、紫菀、枇杷叶等，以增强宣肺化痰之力。此外，患者始终痰黏难咳，乃兼热之征，故颜师在初诊方中特选清化热痰的瓜蒌皮、竹茹，二诊又加川贝、枇杷叶及苦寒清泄的黄芩，以兼顾清肺。如此主兼并治，精心选药组方，遂使诸症向愈。

喘咳 1 （急性支气管炎）

刑某，女，29 岁，职工。

喘咳三月，痰多胸闷，口渴，喉痒，形寒自汗。舌边尖红，舌根苔黄腻，脉弦滑。证属痰热内阻，肺失宣肃，营卫失和。治以宣肺降气，清热化痰，佐以调和营卫。药用炙麻黄 3g，苦杏仁 10g（打碎），炙苏子 10g（打碎），清半夏 10g，化橘红 6g，炙紫菀 15g，枳壳 6g，桂枝 5g，炒白芍 10g，地龙 10g，姜竹茹 10g，黄芩 10g。3 剂，每日 1 剂水煎服。忌食辛辣油腻，避风寒。

二诊，药后喘咳胸闷减轻，形寒除，自汗减少。仍口渴，喉痒，喉间有痰不易咳出，舌尖红，苔薄黄腻。证属营卫渐和，痰热未尽，肺失清肃，治以化痰清肃肺气。药用苦杏仁 10g（打碎），炙苏子 10g（打碎），炙紫菀 10g，化橘红 6g，炙桑皮 10g，黄芩 10g，浙贝母 10g，瓜蒌皮 15g，生甘草 3g，炙杷叶 10g（去毛），枳壳 5g，竹茹 10g。续进 6 剂。

三诊，药后喘咳及痰量续减，唯喉间时痒，痒则必咳。仍属肺部痰热未清，再以廓清为治，以二诊方去苏子、化橘红、枳壳，加百部 10g，白前 10g，再进 6 剂。

四诊，喉痒及咳喘偶作，原方续服 6 剂，以清肃肺气，巩固疗效。

【按语】本案患者咳喘三月，初诊虽病情复杂，而辨析其病机却不外有二。即内有痰热阻肺，外而营卫失和。痰热阻肺当宣肃清化，营卫失和当调和营卫。宣肃必用辛苦，清化必用苦寒，而调和营卫，又必用辛甘助阳与酸敛止汗之品。如此，酸敛必碍宣肃，温阳必碍清化，临证颇为棘手。颜师匠心独具，化难为易，首先抓住痰热阻肺这一主要矛盾，将宣肃清化放在首位，投麻、杏、苏子、半夏、化橘红、紫菀、枳壳等众药，以宣肺降气；并合黄芩、竹茹、地龙等寒凉之品，以化痰清热。同时兼顾解决次要矛盾，不忘调和营卫，投少量桂枝、炒白芍，以助阳敛汗。诸药相合，巧妙得体，宣降中有收敛，清化中有温助。故药用六剂即收喘咳胸闷减轻，形寒自汗消失之效。二诊营卫渐和，痰热未清，颜师又随证变法，专以宣肃清化为治。药后诸症续减而痰热仍在，故三诊四诊宗原方稍作化裁，连进十数剂，终使历时三月之疾得以痊愈。

喘咳 2 （支气管炎）

何某，男，54 岁，职员。1992 年 1 月 9 日初诊。

既往体健，两月前因感风寒而致咳喘气急，胸闷憋气，X 线未见异常，西医诊断为支气管炎。多方求治效不佳，遂来就诊。刻下除见上症外，又见少痰质黏，两肺呼吸音粗糙，偶闻哮鸣音。口不干，不欲饮，二便调畅，舌红少苔，脉细滑。证属肺失宣肃，日久伤津。治以宣肺降气，平喘止咳，佐以润敛。药用炙麻黄 4g，苦杏仁 10g（打碎），炙甘草 5g，苏子 6g（打碎），紫菀 10g，款冬花 10g，白果 10g（打碎），五味子 5g（打碎），南、北沙参各 10g。7 剂，每日 1 剂水煎服。忌食辛辣油腻。

二诊喘咳大减，余无异常，连进 10 余剂喘咳止。

【按语】 患者两月前因感风寒致肺失宣肃，引发喘咳气急，胸闷憋气，缠绵二月未见他症，知邪仍在肺，未及他脏。肺为娇脏，喘咳日久必伤阴津，故见痰少而黏，舌红少苔，脉细。口不干，不欲饮，便不干，尿不黄，又知热不明显，津伤不重。治当宣肺降气，平喘止咳，佐以敛润肺脏。颜师双管齐下，既用麻黄、苦杏仁、甘草、苏子、紫菀、款冬花等温宣肺气，止咳平喘，又投白果、五味子、南北沙参敛润肺气。如此主以宣肃，佐以敛润，相辅相成，遂使肺气宣降复常，喘咳自止。

喘咳 3（慢性支气管炎）

王某，男，62 岁。

既往体尚健。近半年来时发喘咳，伴胸闷，痰少色白，饮食、二便及睡眠均可。近日喘咳又发，舌苔微黄而腻，脉沉滑。证属痰气交阻，肺失宣肃。治以宣降肺气，化痰止咳平喘。药用炙麻黄 5g，射干 6g，法半夏 10g，炙紫菀 12g，款冬花 10g，苦杏仁 10g（打碎），炙苏子 10g（打碎），广陈皮 10g，茯苓 15g，枳壳 6g，竹茹 10g。先取 2 剂，每日 1 剂水煎服，以观药效。忌食辛辣油腻。

二诊，药后喘咳略减，仍胸闷有痰，量少色白。又新见尿黄，喉痒，口苦。苔转黄腻，脉如前。证属痰热阻肺，肺失清肃。治以化痰清热，降气止咳平喘。药用桑白皮10g，黄芩10g，瓜蒌皮15g，浙贝母10g，竹茹10g，枳壳6g，白前10g，炙苏子10g（打碎），苦杏仁10g（打碎），紫菀12g，百部10g，化橘红6g。6剂，服法与禁忌同前。

三诊，药后喘咳又减轻，胸闷渐消，尿黄，口苦，喉痒亦均减，治宗原法，仍以二诊方续进6剂。

三个月后来告，药进喘咳已，至今未复发。

【按语】本案属实喘，初诊证属痰气交阻，肺失宣降，热象不著，故颜师投以射干麻黄汤合温胆汤加减为治。分析全方用药，药多辛温宣降，而少苦寒，旨在宣肺降气，化痰平喘。复诊虽喘咳略减，而胸闷有痰如前，且又增尿黄、喉痒、口苦等内热之兆，说明本病病机不只是痰气交阻，还有内热蕴滞。颜师抓住战机，随证变法，改以清热化痰，降气平喘止咳为治。药用桑白皮、黄芩、瓜蒌皮、浙贝母、竹茹、白前、枳壳等清泻肺热，化痰降气；用苏子、苦杏仁、紫菀、百部、化橘红等化痰降气，止咳平喘，药证相当，收效显著。三诊仍用原法，遂使热去痰消，喘咳渐平。

喘咳4 <small>（慢性支气管炎）</small>

翟某，女，66岁，退休职工。1992年1月27日初诊。

体胖，患慢性支气管炎十年，时轻时重。半月前因感风寒使喘咳加重，服中西药乏效，遂来求治。刻下喘咳痰鸣，痰多色白质黏，呈泡沫样。胸闷憋气，每咳出痰则感舒畅。并伴咽痛喉痒，乏力多汗，汗后身冷，微恶风寒，背痛发凉，口苦口干，恶心纳少，尿黄，大便正常。咽峡充血，舌体胖大质暗红，苔腻，脉滑。证属痰饮阻肺，营卫不和，夹热夹虚。治先拟宣肺化饮，降气止咳，佐以调和营卫，清泄内热。药用炙麻黄 5g，桂枝 3g，炒白芍 10g，细辛、干姜、五味子（打碎）各 2g，苏子 10g（打碎），半夏 10g，生石膏 30g（打碎，先煎），射干 10g，炙甘草 5g，茯苓 20g。6剂。每日 1 剂水煎服。有效可原方继服 6 剂。忌食辛辣油腻及鱼腥发物。

二诊（2 月 24 日），药进 6 剂后喘咳减轻，再进 6 剂喘止。今时有咳嗽吐白痰，伴气短乏力，汗出，上肢痛。舌脉同前。治以化痰降气止咳，佐以益气健脾。药用炙苏子（打碎）、苦杏仁（打碎）、化橘红、法半夏、旋覆花（包）各10g，款冬花、紫菀各 12g，厚朴 6g，沉香面 4g（另包，分吞），茯苓 20g，太子参 15g，炙甘草 3g。续进 6 剂。

三诊，服上方期间喘未作，停药 3 天后喘又大作，余症如初诊。再投初诊方，方中桂枝增至 5g，去茯苓加苦杏仁 10g（打碎），续进 6 剂。

四诊，喘咳虽减，仍时而咳吐泡沫状痰，至晚痰鸣，伴胃脘堵闷，口干，纳差，乏力，舌脉同前。治以化痰降气止咳，佐以开胃健脾。药用苏子（打碎）、苦杏仁（打碎）、法夏、陈皮、紫菀、款冬花、白果（打碎）、竹茹各 10g，炒神曲 12g，茯苓 30g。再进 6 剂。并嘱其慎起居，食清淡，以防诱发加重。连进 10 余剂，半年来未加重。

【按语】颜师认为，病家患慢性支气管炎十载，且体胖多痰，又值隆冬再感风寒，遂使宿痰加重。肺失宣肃，痰饮壅滞，则喘咳吐多量白痰；邪客肺卫，痰阻气道，则痰鸣喉痒、胸闷憋气；痰出气道通，故胸闷憋气减而舒畅；久咳肺气被伤，故痰呈泡沫状；病久卫阳已虚，风寒又客肌表致使营卫不和，故多汗，汗后身冷，且微恶风寒；邪郁化热，灼津炎上，故痰黏、咽红咽痛、口干口苦、尿黄；累及脾胃，升降失调，故纳少、恶心。总观其证，属痰饮阻肺，营卫不和，夹热夹虚。按急则治其标之原则，当先宣肺化痰，降气平喘，兼以调和营卫，清泄内热，方投《金匮要略》小青龙加石膏汤、射干、茯苓。如此方证相合，恰中病的，故连进10 余剂即收喘止余症减轻之显效。二诊患者仍咳嗽吐痰，且伴乏力气短，颜师又按缓则标本兼顾的原则，主以化痰降气止咳，兼以健脾益气，以祛邪扶正，巩固疗效。三诊四诊仿上述原则，随证变法用药，终使宿疾显著缓解。

喘咳 5 (慢性支气管炎、冠心病)

朱某，男，65 岁，退休工人。1992 年 4 月 17 日初诊。

慢性支气管炎五十年，喘咳时轻时重。高血压十年，冠心病五年。近日因感冒而引发喘咳痰多，色白质黏，胸中灼热发闷，多汗，尿黄，大便干，舌红，苔薄黄，脉弦滑。血压 150/90mmHg。证属痰热内蕴，肺失清肃。治以清肺化痰，止咳平喘，佐以宽胸润肠。药用桑叶、桑白皮各 10g，黄芩 10g，瓜蒌 30g，浙贝母 10g，竹茹 6g，苦杏仁 10g（打碎），苏子 6g（打碎），化橘红 6g，清半夏 10g，紫菀 10g，茯苓

20g。7 剂，每日 1 剂水煎服。忌食辛辣油腻。

二诊，痰消喘止咳减，仍胸闷，大便干，又见头晕头痛，血压同前。证属痰热未清，兼肝阳偏亢。治以清热化痰，宽胸止咳，兼以平肝。药用全瓜蒌 30g，清半夏 10g，黄芩 10g，浙贝母 10g，苦杏仁（打碎），紫菀 10g，枇杷叶 10g（去毛），茯苓 20g，刺蒺藜 10g，菊花 10g，生牡蛎 30g（打碎，先下）。7 剂。

一年后又来就诊，云上方服尽 7 剂，诸症基本消除，至今年余未发。近日因感冒又发咳嗽痰多，口苦口干，尿黄，大便干燥，痔疮肿痛，证属痰热阻肺，肠热津枯，治以清肺化痰止咳，清火润肠通便。药用瓜蒌 30g，黄芩 10g，浙贝母 10g，苦杏仁 10g（打碎），马兜铃 10g，槐角 10g，生地榆 10g，郁李仁 15g（打碎），火麻仁 15g，陈皮 10g，炒枳壳 6g，鲜地栗 10 枚。药进 7 剂，痰咳止，痔肿消。

【按语】本案患者慢性支气管炎五十年，咳喘时轻时重。初诊喘咳痰多，色白质黏，胸闷，乃痰浊阻肺、肺失清肃之征；胸中烦热，尿黄，便干，乃肺热灼津之兆。颜师以桑叶、桑白皮、黄芩、浙贝母、瓜蒌、竹茹、苦杏仁、苏子、法夏等清肺化痰，止咳平喘；其中瓜蒌、苦杏仁、苏子又兼宽胸润肠。二诊痰消喘止咳减，仍胸闷便干，又见头痛头晕，知痰热未尽，气机欠畅，兼肝阳偏亢，故再投上方瓜蒌、黄芩、浙贝母等清热化痰止咳之品，并加刺蒺藜、菊花、生牡蛎平抑肝阳。如此主兼并治，药进即愈，并保持一年不发。一年后咳嗽又作，并兼便秘痔肿，此乃上有痰热阻肺，下有肠火伤津，颜师又投瓜蒌、黄芩、浙贝母、马兜铃、地榆、槐角等上清痰热而止咳，下泻肠火而消痔，又获痊愈。

喘咳 6 （哮喘合并上呼吸道感染）

王某，男，8岁，学生。1993年11月25日初诊。

其母代诉，患儿体胖，从1岁起即发喘咳，每年必发数次，医院诊为哮喘。数日前因感风寒而致喘咳，痰多色白夹黄，质黏难出。经治热退而喘咳未得控制。刻下又见喉中痰鸣，胸闷憋气，头晕，纳可，二便正常，扁桃体肥大，舌质红，苔薄白腻，脉滑数。证属风寒外束，痰热内蕴。治以宣肺平喘，化痰止咳。药用炙麻黄3g，射干6g，苦杏仁10g（打碎），苏子6g（打碎），清半夏10g，陈皮6g，茯苓15g，生甘草3g，白果8g（打碎），款冬花10g，紫菀10g，黄芩6g。4剂，水煎服。忌食辛辣油腻，慎避风寒。

二诊，药后喘咳吐痰减，余无不适，原方加减连进20余剂，喘咳平息。三个月后又发一次，原方再投数剂而诸症又平。半年后其母来告至今未发。

【按语】患儿体胖多痰，素患哮喘，今又感风寒，致使肺失宣肃，引发喘咳痰鸣、胸闷憋气诸症。证属风寒外束，痰热内蕴，故颜师以《摄生众妙方》定喘汤加减进剂。方中麻黄辛温宣肺散邪以平喘，白果涩平敛肺定喘而祛痰，射干苦寒清热消痰而除痰鸣，三药合用辛散中有涩敛，温宣中有清降，可收散风寒，祛痰热，宣肃肺气而不耗气之效；苏子、苦杏仁、半夏、茯苓、陈皮、生甘草、紫菀、款冬花降气平喘，化痰止咳；黄芩清泄肺热。诸药相合，肺气得宣，痰热得清，风寒得解，喘咳痰鸣等症自除。

喘咳 7（过敏性哮喘、支气管炎）

曹某，女，25 岁，干部。1993 年 2 月 8 日初诊。

患过敏性哮喘五年，对酒精等多种物质过敏。发则喘憋或伴咳嗽，缓解则无不适。一月前因感寒而致咳嗽，少痰，咽痒，胸闷憋气。虽经治疗乏效。前天不知何物致敏又引起喘息气促。刻下除见咳喘气促等上症外，未见异常。体胖，月经正常，昨日刚完。既往曾患尿道感染，今唯尿频，但不痛，无灼热感。舌红，苔薄白，脉细滑。证属肺失宣肃，咳喘气逆。治以宣肺降气，止咳平喘。药用炙麻黄 5g，白果 10g（打碎），炙甘草 3g，苦杏仁 10g（打碎），苏子 10g（打碎），旋覆花 10g（包），紫菀 10g，款冬花 10g，陈皮 6g，茯苓 20g，生姜 3 片，竹茹 6g。7 剂，每日 1 剂水煎服。忌食辛辣油腻，慎避致敏物。

二诊，喘促止，仍咳嗽，咽痒，少痰，胸闷，晨起口苦口干，舌尖红，苔薄黄。治以清肃肺气，化痰止咳。药用苏子 6g（打碎），苦杏仁 10g（打碎），黄芩 10g，浙贝母 10g，陈皮 10g，茯苓 20g，紫菀 10g，百部 10g，白前 10g，竹茹 6g，枇杷叶 10g（去毛），白果 10g（打碎）。7 剂。

三诊，喘未发，胸闷除，唯口干，偶咽痒咳嗽，苔薄白。原方去枇杷叶加牛蒡子 10g（打碎）。连进 7 剂，以善其后。

随访一年，喘咳未发。

【按语】《摄生方》鸭掌散由麻黄、白果、甘草组成，功能宣肺平喘，善治寒性哮喘痰嗽。本案初诊为寒邪袭肺，肺失宣肃所致，故颜师以本方为基础，并配苦杏仁、苏子、旋覆花、陈皮等，以增强宣肺降气、止咳平喘之力。二诊喘促平，仍咳嗽少痰，胸闷咽痒，并新见口干口苦等症，乃肺热之兆，据此颜师又去味辛性温、功能善宣肺平喘的麻黄，加味苦性寒功能清泄肺热的黄芩、浙贝母、枇杷叶等，以清肃肺气化痰止咳。三诊唯见口干，偶有咽痒咳嗽，乃肺热未尽之象，颜师又去清肺力缓之枇杷叶，加辛苦性寒长于清热宣肺祛痰利咽之牛蒡子，以收全功。

哮喘（支气管哮喘）

钱某，女，30岁，商行经理。1992年2月9日初诊。

患支气管哮喘五年余，近年发作频繁，每因闻及刺激性气味、吸烟等而发作。虽多方求治，但效不显著。昨日因出门办事感受风寒和谈判商务吸烟，导致喘咳又发。刻诊伴痰鸣色白量多，质黏呈泡沫状，胸闷憋气，咽痒，恶寒肢冷，心烦眠差。大便可，小便黄。舌红苔白薄腻，脉弦滑。既往曾患甲亢，无药物过敏史。证属风寒客表，痰饮内停，兼有热邪。治以解表蠲饮，宣肺平喘，佐以清热除烦。药用炙麻黄5g，桂枝3g，白芍10g，细辛2g，干姜6g，法半夏10g，五味子3g（打碎），苦杏仁10g（打碎），射干10g，生石膏30g（打碎，先下），炙甘草3g。7剂，每日1剂，水煎二次，合对温服。忌食辛辣油腻及鱼腥发物，戒烟酒。

二诊，三个月后来诊，云服上药后诸症缓解，咳喘基本未大发。因商务繁忙未及时就诊。此次发病一周，刻下咳喘痰鸣，胸中烦热憋闷，咽痒，尿黄，纳可，大便正常，舌红苔薄白，脉细滑。证同上诊而热较重，上方去桂、芍、姜，加紫菀 10g，款冬花 10g，苏子 10g（打碎），黄芩 10g，3 剂。

三诊，症虽减而喘咳仍在，夜作痰鸣，咽痒，尿黄。前日因生气着急又致胃脘胀痛，舌尖红，苔薄黄腻，脉细滑。证属痰热阻肺，肺失清肃，兼肝胃不和。治以清肃肺气，化痰平喘，佐以疏肝和胃。药用白果 10g（打碎），炙麻黄 5g，射干 10g，桑白皮 12g，黄芩 10g，浙贝母 10g，陈橘皮 10g，苦杏仁 10g（打碎），苏子 10g（打碎），茯苓 20g，生甘草 5g，生白芍 10g，刺蒺藜 12g。7 剂。

后一月又来就诊，云服上方 14 剂，诸症又基本缓解。一周前因商务应酬过量吸烟引发喘咳痰鸣，伴见胸闷憋气，咽痒喉热等症，继以三诊方加减为治，连服 40 余剂，终使哮喘发作减少和发作症状减轻。另嘱其在喘咳缓解时，可服胎盘粉，每次 3g，每日 2 次，以强身固本，巩固疗效。并再三告诫其忌烟酒，少食肥甘鱼腥，以免诱发。

【按语】哮喘，西医称为支气管哮喘，临床治验难度较大。颜师临证辨治此证，每能应手取效。他的经验是：一要详诊细察，准确辨清患者就诊时证候的寒热虚实，以及孰多孰少或有无兼证，为立法组方提供可靠的依据；二要分期治疗，发作期要抓住气喘、痰鸣、咳呛不得卧这一主证，始终将宣肃肺气、化饮祛痰放在首位，并据病证寒热虚实的孰多孰少及有无兼证灵活加减。待病情缓解得以控制后，则宜扶正固本，以预防发作。本案治疗自始至终贯穿了这一思想。初诊因外有表证，内兼热邪，故兼以解表与清热，方中麻、桂、细辛、干姜、半夏、苦杏仁、射干发表散寒，温肺化饮，止咳平喘；生石膏合射干清热除烦；五味子合白芍酸敛润养，以防辛散温燥太过，再伤肺气肺阴；炙甘草润肺补气止咳。诸药相合，温中有清，燥中有润，散中有收，主兼并治，故仅进 7 剂而收显效。二诊证同前诊而热邪较重，故虽守前方，但去干姜、桂枝，加黄芩，以增强清热之力。三诊证变为痰热内停，肺失清肃，故改为定喘汤加减为治；又因兼肝胃不和，故方中加用生白芍、刺蒺藜，并合陈皮，以疏肝和胃。如此随证灵活变通，前后共服 40 余剂，终使顽疾得以控制。

喘证（喘息性慢性支气管炎、肺气肿）

童某，男，59 岁，职工。1992 年 3 月 23 日初诊。

喘作三年，冬发夏停。平日血压 180/100mmHg。医院诊断为喘息性慢性支气管炎，肺气肿，肺心病，高血压。近日天气寒冷，喘息又发，动则加重，服氨茶碱等西药效不佳，遂来求治。刻下喘息无痰，又伴乏力，倦怠，桶状胸，腿不肿，舌红少苔，脉弦滑。血压 170/90mmHg。吸烟四十年，无药物过敏史。证属肺失肃降，兼有气虚。治以降气平喘，佐以益气。药用苏子 10g（打碎），苦杏仁 10g（打碎），炒莱菔子 12g，旋覆花 10g（包），白前 10g，白果 10g（打碎），紫菀 10g，沉香面 4g（分吞），五味子 6g（打碎），党参 10g。7 剂，每日 1 剂水煎服。忌食生冷辛辣油腻及鱼腥发物，建议少吸烟。

二诊，喘息大减，唯大便稀。上方去苦杏仁、苏子，加百部、泽泻各 10g，茯苓 20g。续服 7 剂。并嘱其药后如喘止，可不必再服。喘不止可再服 7 剂，以善其后。要慎起居，少去公共场合，谨防感冒，防患于未然。

【按语】喘息性慢性支气管炎临床比较难治，再加上本患者病时三年，又患高血压、肺气肿及肺心病等，使治疗的难度更大。颜师精心调治，终收显效。麻黄为平喘要药，本案以喘为主，本当选用。然其含麻黄素能升高血压，故颜师舍去麻黄剂不用，改投元代《皆效方》三子养亲汤。是方由苏子、莱菔子、白芥子组成，其中白芥辛辣燥热，且本案又无痰，故颜师以苦杏仁代之，并配伍白果、白前、旋覆花、沉香、紫菀等以增强药力。患者动则加重，且乏力倦怠，又为气虚之兆，故此，颜师又在方中加入五味子、党参等，以益气扶正。二诊因大便稀，而苦杏仁、苏子虽能平喘但滑肠，故去之，并加茯苓、泽泻合党参等，以健脾实便。

湿浊中阻 (消化不良)

袁某，男，38 岁，干部。1992 年 2 月 13 日初诊。

十年前曾患急性黄疸型肝炎，经治痊愈。十天前曾感风寒，是时发热恶寒，咽痛，肢体酸痛，纳食不香，时有呕恶，经中西药治疗基本好转，唯余时有轻度恶心。恰逢春节，家人团聚，因饮啤酒、食油腻等，致呕恶加重，纳食不香又见，并伴乏力倦怠，脘腹痞满，便稀不爽。恐引发肝炎，遂来就诊。刻下脉弦滑，舌体胖、尖红，苔薄腻水滑，知其证属湿浊中阻，脾胃不和，治当化湿和中，开胃健脾。药用佩兰、陈皮、猪苓、茯苓、泽泻、炒神曲各10g，砂仁5g（打碎，后下），炒扁豆12g（打碎），炒苡仁30g，炒谷芽、麦芽各15g。4剂，每日一剂，水煎，饭前一个半小时服。忌食生冷、辛辣及难消化食物。并建议化验肝功。

复诊（2月17日），云药后呕恶、痞满等症基本消失，今饮食有味，大便正常，唯感乏力，寐差，脉弦微滑无力，苔薄白。遂以健脾和胃佐以化湿为治，仿参苓白术散投党参、炒白术、炒扁豆（打碎）、炒山药、陈皮、佩兰、炒谷芽、荷叶各10g，茯苓15g，砂仁5g（打碎，后下），炒苡仁24g。5剂，煎服法如前。并嘱药服完后，如感乏力，可再来调方治疗。

七日后来告，药后一切复常，肝功已化验，各项指标均正常。又嘱其注意饮食，保养脾胃，以善其后。

【按语】患者先因风寒袭表伤中而致发热恶寒，咽痛，肢体酸痛，纳食不香，时发呕恶等症，经治表邪虽解而脾胃功能未复。又因过节，食甘辛厚味，再伤脾胃。致使中土不适，水湿停滞，呕恶纳差加重，并见脘腹痞满，便稀不爽。投以化湿和中、开胃健脾之品，恰中病机，故能取效。药后呕恶除，痞满减，纳食知香，苔由微腻转为薄白，可知湿浊大部被除。脾为后天之本而主升，胃主腐熟水谷而司降。脾胃健运，中焦和畅，体自强健，病安生焉？故复诊仿参苓白术散，以健固中州。

内热积滞

常某，男，4岁半。1992年9月7日初诊。

近半月来肤热，多汗，腹胀，纳食不佳，便干2～3日一行，尿黄，舌红苔薄黄，脉数。既往体健，偏食，体瘦。证属内热积滞，气机不畅。治以清热消积，理气开胃。药用青蒿6g，连翘6g，银花6g，滑石8g，佩兰6g，焦三仙各6g，炒莱菔子6g，枳实3g，桔梗5g。3剂，每日1剂，水煎2次，合对，分3次温服。忌食生冷、油腻、鱼腥及巧克力糖等难消化之物。

二诊，腹胀除，纳增，尿已不黄，汗仍多，便仍干但转为日一次。苔薄黄，脉滑。治改以健脾开胃，通肠清热。药用太子参10g，茯苓10g，生白术8g，使君子肉6g，陈皮5g，炒谷芽10g，枳壳4g，苦杏仁6g（打碎），胡黄连2g，全瓜蒌10g。4剂。嘱其服药后便通畅，汗止，即可停药。注意合理饮食，多食新鲜蔬菜。

【按语】本案为内热积滞，颜师治分两步。初诊颜师以清热行滞开胃为治，方中青蒿、连翘、银花、滑石清透内热，焦三仙、炒莱菔子、枳实、桔梗等消积导滞、理气开胃。小儿生机勃勃，邪气除则正气自可复，颜师如此用药即有寓扶正于祛邪之意。复诊腹胀已，纳食增，肤热除，尿黄消，为内热与积滞渐去之征；而多汗、便干等，又为余热待清和肠燥待润之兆；再加患儿平素偏食，体瘦，证其脾虚确实。故颜师改为健脾开胃，佐以清热通肠，方中太子参、茯苓、生白术、陈皮、使君子肉、炒谷芽能健脾开胃，枳壳、苦杏仁、瓜蒌、胡黄连清热润燥通肠。意在扶正不忘祛邪。如此珠连璧合，岂有不效之理？此外，本案体现颜师用药平淡轻灵，值得吾辈后学借鉴。

胃脘满闷（浅表性胃炎）

蒋某，女，54 岁，工人。1992 年 3 月 30 日初诊。

患胃病多年，西医诊断为浅表性胃炎。曾服西药多时而效不显著，遂请颜师诊治。刻下胃脘满闷，按之稍舒，着凉加重，口酸苦，偶有呃逆反酸，纳少乏味，并伴左胸闷胀。大便稍干，每 2~3 日一行。舌质淡，苔薄腻，脉沉弦。证属肝胃气滞，夹湿夹瘀。治以疏肝理气，和中化湿，佐以活血通脉。药用香附 10g，陈皮 10g，苏梗 10g，佛手 6g，乌药 6g，木香 6g，旋覆花 10g（包），煅瓦楞子 30g（打碎，先下），白豆蔻 5g（打碎，后下），炒麦芽、谷芽各 10g，丹参 24g。7 剂，每日 1 剂水煎服。忌食生冷油腻和肥甘厚味。

5 月 21 日，患者又来就诊，云上方服后效果甚佳，胃脘及左胸闷胀基本消失，纳食增加。近日因饮食不当，再加着急生气，又发胃脘胀堵，口酸口苦，左胸闷胀，纳差，便干 3~4 日一行，苔薄白。证同初诊又兼大肠燥热，以初诊方去乌药、白豆蔻，加全瓜蒌 24g，续进 7 剂。

6 月 20 日，患者再来就诊，云服上方后胸闷脘胀大减，饭量增，因故未来再诊，致使药停诸症回复，今饭量渐减，口酸口苦稍干，腿软，尿黄灼热，大便干 2~5 日一行，舌红苔薄黄。上方加决明子 30g（打碎），炒白芍 10g，再进 7 剂。并嘱其注意饮食及情志调养，以免诱发。

数月后其家人带小孩来看病，告曰以末诊方连服 14 剂，诸症基本消失。现已食佳，脘不胀，大便不干日行一次。

【按语】患者肝胃不和，气机不畅，故见胃脘满闷，呃逆，反酸，口苦酸，食少等症。寒主凝滞，故着凉后脘闷加重。苔薄腻，饮食乏味，为夹湿之兆。左胸胀闷，为气机不畅心脉轻度痹阻之征。颜师初诊以香苏散加木香、佛手、旋覆花、乌药、煅瓦楞子、炒谷芽、炒麦芽等疏肝理气和胃，白豆蔻温中理气化湿，丹参活血通脉。诸药相合，疏理温调力强，故仅进 7 剂而收显效。二诊诸症虽与初诊相似，但大便转干，且 3~4 日一行，是为肠燥化热之象；而苔由薄腻转为薄白，又为湿邪渐尽之象。故去辛温香燥之乌药、白豆蔻，以减原方燥热之力，加大量寒润清降的全瓜蒌，以增清热润燥通便之功。三诊除便干 2~5 日一行外，又见口稍干、尿黄灼热、舌红等内热加重之兆，故再加甘苦微寒的决明子，以增强泻热润燥通肠之力。又考虑到应用大量辛香燥散之品，必伤肝血，不利于肝脏体阴用阳，故又加养血敛阴平肝柔肝的炒白芍，以刚柔相济、散中有敛，共成疏肝和胃之功。此外，颜师在方中选用白豆蔻，乃取其辛燥之性较平和，以免耗气伤正。

脘腹胀

陈某，女，37 岁，会计师。1995 年 8 月 17 日初诊。

脘腹胀满八年，时轻时重，喜温喜暖，生气及饮食不当即加重。曾服西药多时效不著，特请颜师诊治。刻下纳少，伴大便干，日一行。月经按期而行，已带环，带经时间长，今已带经 2 天。舌红苔薄腻，脉弦细。证属肝胃气滞，夹寒夹湿。治以疏肝理气和胃，佐以温化寒湿。药用刺蒺藜 12g，香附 10g，苏梗 10g，陈皮 10g，佛手 6g，炒枳壳 6g，厚朴 5g，白豆蔻 10g（打碎，后下），当归 6g，炒白芍 6g，炒神曲 12g。7 剂，每日 1 剂水煎服。忌食生冷油腻。

二诊，胀满减。唯饭后打呃，口中有异味，大便干日一行，偶出虚恭，眠差。月经已过。舌尖红，苔微黄薄腻。药用柴胡 6g，生赤芍、炒白芍各 6g，香附 10g，苏梗 10g，陈皮 10g，枳壳 6g，佛手 6g，砂仁 5g（打碎，后下），郁金 12g，合欢皮 15g，炒神曲 12g，全瓜蒌 20g。7 剂。

三诊，胀满基本消失，眠多，大便正常，唯脘中有热感，口干苦，舌脉同前。上方去瓜蒌、合欢皮，加黄芩 6g，茯苓 20g，生赤芍、炒白芍各增至 10g，再进 7 剂，以巩固疗效。

后来患者又因他病请颜师诊治，告曰：药进病愈，今胃纳甚佳，脘腹不胀，体感有力。

【按语】按初诊所见症状，当为肝胃气滞兼寒夹湿。故颜师以自拟疏肝解郁散加味为治。是方既用疏肝解郁之刺蒺藜、香附，又用宽胸理气的枳壳、陈皮、苏梗，并配养血敛阴、平肝柔肝的炒白芍，具有散中有收、泄中有补、平和不偏之长。再加辛温行气、化湿开胃的佛手、厚朴、豆蔻、炒神曲及性温补血活血行气的当归，不但能增强疏肝和胃之力，且兼散寒化湿之功。二诊见便干，口中有异味，舌尖红苔微黄腻等，知证已兼热，不能再唯以辛温香燥为用，故颜师改用柴胡剂，在原方基础上将性平之刺蒺藜易为微寒之柴胡，去性温之当归，加寒凉之赤芍、郁金、全瓜蒌，如此则全方既能疏肝理气，和中开胃，又能清热润肠。方中还加合欢皮，意在解郁和中与安神两相兼顾。三诊大便正常，再用瓜蒌恐致便溏泻利，然口干苦仍在还须清热，故将瓜蒌易黄芩；又见寐多胀消，故去合欢皮加茯苓，并增生赤芍、炒白芍之量，意在健脾泻肝抑肝。诸药相合，辛香疏散而不燥热，苦寒清泄而不伤阳败胃，遂使缠绵八年之疾顿失。

卯时腹胀

臧某，男，67岁，文艺工作者。1992年9月10日初诊。

数月来每日晨6时即发腹胀，食多亦胀。刻下又伴头晕。纳可，二便正常。舌暗红，苔中腻，脉弦滑。证属脾虚气滞夹湿，治以健脾行气化湿。药用炒白术10g，茯苓20g，炒苡仁30g，炒枳壳10g，木香、陈皮各6g，砂仁5g（打碎，后下），炒莱菔子10g（打碎），炒谷芽15g。7剂，每日1剂水煎服。忌食油腻生冷，少食辛辣。

二诊，药后仍腹胀，着凉加重而便后胀减，口有异味。改按脾虚气滞夹湿夹寒论治。药用炒白术10g，炒枳壳6g，茯苓 15g，陈皮、炒川楝子（打碎）各 10g，木香 6g，砂仁 5g（打碎，后下），台乌药 6g，小茴香 4g，大腹皮 10g，焦神曲 12g。续进 7 剂。

三诊，胀大减，唯大便不成形，余无异常。以初诊方去木香，加佩兰 10g，炒泽泻 6g，改焦神曲为焦三仙各 10g，炒白术用量增至 12g。续进 7 剂，以善其后。并嘱其调饮食，适当锻炼，以健脾胃强身体。

【按语】按古十二时辰计时法推算，晨 6 时为卯时。患者每逢此时即发腹胀，故定名为卯时腹胀。又按中医时间医学卯时为大肠所主。今患者年高体衰脾虚不能益肺，肺虚宣肃不行，则大肠传导无力。大肠不能在所主之时，行其职能，故致腹胀。其次患者头晕，为脾虚清阳不得上升之兆，而中苔腻则为夹湿之征。鉴此，颜师初诊一面以炒白术、炒苡仁、茯苓健脾补虚，一面以炒枳壳、木香、砂仁、陈皮、炒莱菔子等行气消胀。药后腹胀改变不大，且着凉加重而便后胀减，乃肠中滞气未散又兼夹寒邪之兆，故在二诊方中颜师又去炒苡仁，加乌药、小茴香、炒川楝子、大腹皮等，以增散寒行气之功。三诊胀大减，且年高不宜久用辛散之品，故又投以初诊方，并去木香，增白术用量，加佩兰、炒泽泻，以进一步健脾理气化湿，巩固疗效。

嘈杂（慢性胃炎、瘾疹）

王某，女，54 岁，退休工人。1992 年 2 月 24 日初诊。

二年前曾因急性胃炎住院，经治虽症状基本消失，但经常有胃中不适。近日胃中嘈杂，时而嗳气，不能食甜酸，食则反酸。上午轻，下午重。生气着急或着凉均加重。刻诊大便干，虽日一行，但不畅。身体有红疹刺痒。按其腹部柔软，无压痛。察其前胸及后背有隐隐红色疹点，间有瘙破结痂之旧疹。舌红苔薄白，脉弦滑。证属肝郁化火犯胃，肠热便秘，兼血分风热。治以疏肝和胃，清热通畅，佐以疏散风热。药用刺蒺藜12g，香附、苏梗、陈皮、旋覆花（包）各10g，白芍12g，枳实6g，佛手6g，吴茱萸1.5g，全瓜蒌30g。7剂，每日1剂水煎服。忌食酸甜、生冷、辛辣油腻及鱼腥等物。畅情志，慎起居。

二诊，药后打呃畅快，余无变化。并见口干口苦，咽中如有物，咳之不出，咽之不下，苔薄黄。治以疏肝和胃，清热化痰，兼以通便与疏散风热。药用柴胡、枳壳、香附、生赤芍、炒白芍、苏梗、刺蒺藜、菊花、法半夏各10g，厚朴6g，茯苓20g，黄连2g，吴茱萸1.5g，全瓜蒌30g，7剂。

三诊，嘈杂、嗳气减，大便不干，两胁不适，余症同前。上方去厚朴，加丹参20g，郁金10g，续进7剂。

四诊、五诊，红疹已，嘈杂嗳气基本消失，食甜亦不再反酸。唯胸闷，两胁不适，口干，咽中如有物，急躁。苔薄黄，脉弦细。原方去柴胡、丹参、黄连，加黄芩10g，佛手6g，青皮、陈皮各5g。连进14剂诸症基本消失。

六诊，因天气变化再加着急，从昨起又见嘈杂，嗳气，胸脘堵闷，大便干。治以疏肝解郁清火，药用柴胡6g，香附、郁金、枳壳、炒白芍、旋覆花（包）、川楝子（打碎）各10g，佛手6g，绿萼梅6g，丹参30g，生牡蛎30g（打碎，先下），瓜蒌30g，7剂。

七诊，大便已畅，余症均减，原方再进7剂。

八诊，嘈杂、嗳气、胸脘堵闷基本消失。唯口干而饮水少，舌红苔少。原方去柴胡加南沙参10g，续进10剂。并嘱其药后如无不适，可再服10~20剂，以巩固疗效。

随访五个月，诸症未发。

【按语】按中医辨证初诊为嘈杂与瘾疹两病，因肝郁化火犯胃和风热入血所致。颜师主以疏肝和胃，故投刺蒺藜、香附、苏梗、陈皮、旋覆花、白芍、佛手、吴茱萸；兼以清热通肠，故配枳实、全瓜蒌。其中刺蒺藜又能疏散血分风热，以兼顾消散瘾疹。二诊打呃畅快，余无变化，说明肝胃趋和，但未复常；又见口干苦，说明原方清热力轻，郁热趋于加重；咽中如有物，说明患者又添梅核气之新病。辨其病因乃肝郁化火灼津为痰所致。鉴此，颜师对处方作了大的调整，首先在继续使用刺蒺藜、香附、苏梗、吴茱萸、白芍的同时，又加柴胡、菊花、赤芍、黄连，以达加强疏肝和胃与清热之药力；其次又加茯苓、半夏、厚朴，并合瓜蒌，以求理气消痰与清热通肠两相宜；其三，方中生赤芍、刺蒺藜、菊花等药相合，又能凉血活血散风止痒，企盼疹痒早消。三诊，去温燥之厚朴，加凉散之丹参、郁金，更切病机，故收显效。四诊、五诊虽红疹、嘈杂、嗳气除，而痰气交阻诸症如故，故去柴胡、丹参，加佛手、青陈皮，以增理气化痰之力。连进十数剂，气畅痰消，故诸症悉除。六诊因天气变化与着急而病情反复，颜师再以疏肝清热、理气和胃为治。七诊因大便已畅，再用瓜蒌恐致肠滑腹泻，故去之。八诊嘈杂嗳气等症消失，说明肝胃渐和，故去柴胡；而舌红少苔，口干饮水不多，说明又兼胃阴被伤，故加南沙参，以清养胃阴。如此，疏理中略加清养，遂使肝胃功能复常。

胃痛反酸 1 （慢性浅表性胃炎）

刘某，男，28 岁，公司职员。1992 年 1 月 30 日初诊。

一年前确诊为浅表性胃炎，近日每天丑时胃痛必发，痛止即胀满反酸，脾气急躁。前医曾投橘皮竹茹汤加味治疗，药后症虽减，而停药则如故。刻下除见上症外，又见纳差，胃脘部喜热恶凉，按之微痛，二便正常，倦怠，易汗，舌红苔薄白腻，脉弦滑。二月前查出 HBsAg 阳性，肝功能正常。无药物过敏史。证属肝胃不和，寒湿中阻，治以疏肝和胃，化湿散寒，制酸止痛。药用刺蒺藜 10g，香附 10g，炒白芍 10g，苏梗 6g，陈皮 10g，佛手 6g，砂仁 4g（打碎，后下），草豆蔻 5g（打碎，后下），炙甘草 5g，乌贼骨 12g（打碎，先下）。10 剂，每日 1 剂水煎服。忌食生冷油腻及酸甜等物。畅情志，勿过劳。

二诊，胃痛及反酸未再发，晨起有饥饿感，时有嗳气呃逆及胸部窜痛，纳稍增，乏力，易汗，舌淡红，苔薄白，脉弦滑。证属肝气犯胃，胃失和降，兼有气虚。治以刺蒺藜 10g，郁金 10g，绿萼梅 6g，旋覆花 6g（包），法半夏 10g，炒枳壳 6g，陈皮 10g，丹参 15g，草豆蔻 5g（打碎，后下），煅瓦楞子 24g 打碎（先下），茯苓 24g，生黄芪 12g。7 剂。

三诊，嗳气打呃止，纳增开始有味，出汗很少，唯乏力，劳累后加重，尿黄。治以疏肝理气，健脾开胃，投二诊方去煅瓦楞、法夏、旋覆花、草蔻、郁金、丹参，加炒白术

大医精诚万世师表

10g，炒薏苡仁 30g，砂仁 5g（打碎，后下），炒稻芽 12g，炒神曲 10g，通草 5g。

药进 7 剂，脘腹舒服，身感有力。原方去通草，再进 10 剂，以善其后。

【按语】按中医时间医学，丑时属肝。患者每日此时必发胃脘痛胀反酸，乃肝气犯胃之兆；而胃脘喜热恶凉，舌苔薄白腻，又为寒湿中阻之象。初诊，颜师以自拟疏肝解郁散加减为治，是方由刺蒺藜、香附、炒白芍、苏梗、陈皮、枳壳六药组成，功能疏肝解郁理气和中，此次加佛手意在增强药力；方中又加砂仁、草蔻，意在散寒化湿与理气和中；再加炙甘草、乌贼骨，并合炒白芍，意在缓急制酸止痛。如此肝胃得和，里急得缓，寒湿得除，胃酸得制，何愁胃脘胀痛与反酸不除。二诊又见呃逆，为胃气上逆之兆；而乏力自汗，又为脾虚气弱之征，故颜师治改疏肝降逆、理气和中，佐以健脾益气。三诊唯乏力，且劳累后加重，是脾虚气弱未得改善之征，故再增健脾益气之品，意在益气实脾抑肝；尿黄为有热之象，故加少量通草，意在平淡中清利湿热。药后诸症基本消失，身感有力，遂去通草再连进数剂，以巩固疗效。

胃痛反酸 2 （萎缩性胃炎、反流性食管炎）

王某，女，47 岁，干部。1993 年 12 月 27 日初诊。

去年十二月因胃脘不适，去医院就诊，经胃镜检查，被确诊为萎缩性胃炎、反流性食管炎。曾服西药治疗多次，效果不佳，遂来求治。刻下胃脘及右上腹胀满隐痛，嗳气，反酸烧心，便溏日一次，虚恭多。食甜则泛酸烧心加重，喜温恶寒，着凉着急诸症加重。面色晦暗，少有光泽，月经已数月未行。舌红苔薄腻，脉弦数。证属肝胃不和，兼脾虚有寒。治以疏肝和胃，降逆制酸，佐以健脾散寒。药用吴茱萸1.5g，炒白芍10g，苏梗10g，香附10g，陈皮10g，佛手6g，旋覆花10g（包），清半夏10g，煅瓦楞子30g（打碎，先下），炒苡仁30g，茯苓20g，生姜3片。7剂，每日1剂，水煎分2次，两餐间温服。忌食生冷油腻及甘酸之物。

二诊，脘胀除，脘痛、嗳气、反酸减轻，原方加丹参15g，续进7剂。

三诊，反酸亦未作，其余诸症均减，月经至而量少有块，上方去佛手加绿萼梅6g，续进7剂。并嘱其每早煮大枣6枚，空腹连汤带枣吃下。

四诊，食甜食亦不反酸，上方再进7剂。

五诊，纳增，嗳气少，大便转半成形，面色白里透红，有光泽，去苏梗、香附，加太子参15g，炒谷芽12g，续进7剂。

六、七诊症情平稳，唯大便稀，再加炒白术10g，连进10余剂。诸症基本消失。

八诊，药进适逢春节，因食肉着凉，旧病复发，遂又来就诊。刻下腹胀，嗳气，反酸，口干，饮水多，乏力气短，舌红苔薄黄，脉细滑数。证属肝胃不和，脾虚夹寒夹热，治以疏肝和胃，制酸止痛，佐以清热。以初诊方去清半夏、生姜，加黄连2g，炒谷芽12g，砂仁5g（打碎，后下）。续进7剂。

九诊，症大减，偶嗳气，以八诊方去煅瓦楞、旋覆花，加太子参 15g，生姜 3 片，大枣 6 枚（拍），续进 7 剂。

十诊，纳佳，身有力，上方去太子参、炙甘草，加党参 10g，炒白术 10g，续进 10 剂。

十一诊，症情平稳，苔少，舌边尖红，根边有溃疡，月经又至而量少。上方去姜、枣，加蒲公英 12g。

十二、十三、十四诊均以此方加减连进 20 余剂，诸症又基本消失。

十五诊，药进一周后，患者又来就诊，云前日丈夫出车祸，心中着急，旧病又复发。刻下烦躁，失眠，头晕，头沉，嗳气，反酸，咽干，口疮，右面颊发麻，大便稍干 2~3 日一行，血压 150/95mmHg，舌红苔薄白而少津，脉弦细。证属阴虚火扰，肝胃不和。治以养阴安神，疏肝和胃。药用南沙参 12g，麦门冬 10g，丹参 15g，生白芍 10g，茯苓 20g，炒枣仁 15g（打碎），珍珠母 30g（打碎，先下），生牡蛎 30g（打碎，先下），远志 10g，夜交藤 30g，柏子仁 15g，旋覆花 10g（包），炒谷芽、麦芽各 12g。7 剂。

十六诊，口疮、面麻均已，脘痛减，仍咽干，偶嗳气，上方去麦冬、柏子仁、珍珠母，加太子参 15g，香附 10g，续进 7 剂。

以后三诊均以此方加减，共进 30 剂，至第二十诊诸症基本消失，再以健脾益气，和中开胃进剂，以善其后，随访一年诸症未发。胃镜示轻度萎缩性胃炎。

【按语】本案萎缩性胃炎和反流性食管炎，按其临床症状属中医胃痛吐酸范畴，颜师按肝胃不和兼有脾虚，前后治疗半年，共进 150 余剂，终获基本治愈之效。综观颜师对本案的治疗，大约可分为三个期。初诊至第七诊为第一期，此期患者证属肝胃不和兼脾虚有寒，颜师所用方药偏温。初诊颜师投石问路，以吴茱萸、炒白芍、香附、陈皮、苏梗、佛手疏肝和胃，旋覆花、清半夏、煅瓦楞子降逆止呃制酸，炒苡仁、茯苓、生姜健脾开胃。药后胀除，嗳气脘痛反酸减轻，知药已对证，又考虑到久病必兼血瘀，故以原方加善活血化瘀的丹参进剂。三诊建议其每晨空腹食水煮大枣，意在增强健脾之力。五诊至七诊，胀除，纳渐增，面色渐转佳，知肝胃渐和，脾气待实，遂去疏肝理气之香附、苏梗，逐加补气健脾之太子参、炒白术，以实脾抑肝。八诊至第十五诊为第二期，此期患者证属肝胃不和，脾虚夹寒夹热，颜师所用方药为温寒兼顾，温多寒少。患者经前期治疗诸症本已消失，但因过节食肉着凉而复发。八诊时除见与前相似的肝胃不和诸症外，又见口干饮水多，苔薄黄，脉滑数等，知患者病证有变，除肝胃不和、脾虚有寒外，又夹有热。颜师遂以初诊方去清半夏、生姜，加少量黄连、砂仁与大量炒稻芽进剂，以奏疏肝和中、健脾开胃、兼以清热之功。之后，随症状的改善，纳食的增加，又逐加健脾益气的太子参、党参、炒白术、炙甘草等，再次实脾抑肝。十五诊至二十诊为第三期，患者因家中突发大祸，心中着急，不但旧疾复发，而且又添新病，证属阴虚火扰，肝胃不和，颜师又随证变法，主以养阴安神，兼以疏肝和胃。待新病愈，颜师又转为专疗旧疾，再以疏肝和胃、制酸止痛为治，终使诸症向愈。

胃痛 1 （浅表性胃炎）

王某，男，30 岁，技术工人。1992 年 5 月 28 日初诊。

十二年前曾因胃部不适去医院就诊，胃镜示胃黏膜充血水肿，确诊为浅表性胃炎。经治好转。近一年来胃痛时作，不胀不泛酸，服西药效不佳，遂来就诊。刻下除胃痛外，又见食欲时好时差，大便不调，着凉即泻。尿黄乏力。腹软脘部有压痛。舌淡，苔薄白，脉沉细无力。证属脾虚胃寒夹热，治以健脾益气，温胃止痛，佐以清热。药用党参、炒白术各 10g，茯苓 15g，炙甘草 5g，砂仁 5g（打碎，后下），陈皮 10g，炒川楝子、醋元胡各 10g（打碎），煅瓦楞子 30g（打碎，先下），生姜 3 片，大枣 5 枚（拍碎），炒黄芩 10g。7 剂，每日 1 剂水煎服。忌食生冷油腻。

二诊，胃痛减，力气增，口干尿黄除。治仿黄芪建中汤加减，药用炙黄芪 15g，桂枝 5g，炒白芍 10g，生姜 3 片，大枣 5 枚（拍碎），炒白术 10g，茯苓 20g，木香 6g，陈皮 10g，醋元胡 6g（打碎），佛手 6g。7 剂。

三诊，胃痛大减，又见口干、尿黄，苔薄黄，饭后困乏无力。以初诊方加炒白芍 15g，生姜减为 2 片，大枣减为 4 枚，续进 7 剂。

四诊，虽口干，但尿已不黄，以二诊方加当归 6g，再进 7 剂。

五诊，胃痛虽未大发，但仍乏力，纳少。且新见微恶心，微咳嗽，吐痰，口干。治以健中止痛，止咳化痰。药用桂枝 5g，炒白芍 10g，炙甘草 5g（打碎），生姜 3 片，大枣 4枚（拍碎），元胡 6g（打碎），木香 6g，苦杏仁 10g（打碎），清半夏 10g，茯苓 20g，紫菀 10g，枇杷叶 10g（去毛）。6 剂。

六诊，痰除咳已，恶心止，纳增，身感有力，唯脘中不适，食后仍胀，尿黄，初诊方去黄芩，加生黄芪 15g，蒲公英 15g，炒白芍 15g。连进 20 剂，以善其后。

【按语】患者久患胃病，脾阳被伤，阳虚生内寒，故见胃痛，食欲时差。受凉则寒更盛，故作腹泻。口干，尿黄，说明夹热。本案证属脾虚胃寒夹热，且寒多虚多热少，故颜师治疗时始终将健脾益气、温胃止痛放在主导地位，时或间以清热。夹热时以六君子汤去木香、半夏，加黄芩或公英为治；热去时则以黄芪建中汤或归芪建中汤加减为治。其中五诊兼见咳嗽吐痰恶心等，故又用小建中汤去饴糖加苦杏仁、清半夏、茯苓、紫菀、枇杷叶等进剂，以建中与治肺两相兼顾。六诊将生芪与公英合用，意在促使胃黏膜的充血水肿早日消散。此外，颜师还认为补脾不宜过于甘温，以免腻膈碍胃，故方中不用人参补气；温胃不宜过于温燥，过则反伤胃气与胃阴，故方中砂仁、桂枝、木香等的用量均在 6g 以下；清热时不宜过于苦寒，以免再伤阳生寒，故方中所用黄芩、川楝子一律炒用。

胃痛 2 （萎缩性胃炎）

张某，女，28 岁。2003 年 10 月 20 日就诊。

胃痛六月余。经胃镜检查，被确诊为萎缩性胃炎。刻下胃脘持续隐痛，饥饿或饱食时均可发作，口燥咽干，不欲饮水，便秘，食欲差，不泛酸，腹胀，呃逆，时有失眠，梦多。舌红少苔，脉弦细。先时学习紧张，工作后压力较大，家庭负担较重。平日喜食辛辣，时常饮酒。证属胃阴不足、肝胃失和，兼阴血亏虚、心神失养。治以养阴疏肝，和胃止痛，养心安神。方以《温病条辨》益胃汤合《柳州医话》一贯煎化裁，药用北沙参 150g，麦冬 150g，生地 120g，玉竹 120g，石斛 100g，生白芍 150g，当归 100g，枸杞子 120g，绿萼梅 60g，佛手 60g，炒川楝子 90g（打碎），炒枳壳 60g，炒麦芽 150g，炒稻芽 150g，焦山楂 100g，丹参 150g，夜交藤 300g，炒枣仁 150g，生甘草 60g。

上药配齐后，依法煎煮 3 次，滤汁，去滓，浓缩。再加入蜂蜜 500g，文火收膏，以滴水成珠为度，敞口瓷罐或玻璃瓶收储，密封，低温处存放，备服。每次 1 汤匙，温开水化服，早晚各一次。忌饮酒，忌食辛辣、生冷、油腻及难消化之物，感冒时停服。并嘱告要畅情怀，忌气恼。

药后胃痛愈，腹胀除，睡眠佳，余无不适。嘱其要畅情志，注意饮食调养，以防复发。

【按语】萎缩性胃炎原为西医之病名，本案患者就诊时以胃痛为主，故颜师认为其当属中医之胃痛。按中医脏象学说，胃主受纳，主和降，喜润而恶燥。患者因学习紧张、工作压力较大、家庭负担重，以及喜食辛辣、时常饮酒等原因，导致肝失疏泄、郁久化热。热烁胃阴，致使胃腑失于濡养，故胃脘持续隐痛，无论饥饿或饱食时均发作。郁热久留不去，既加重阴伤、降低润养之功，又能蒸腾津液上承，故见口燥咽干而不欲饮水、便秘、舌红少苔、脉细。肝失疏泄又致胃气不和，脾运失常，消化不力，故见腹胀、呃逆、食欲差、脉弦。阴血互生，阴虚有热，必致阴血亏虚。而阴血亏虚，濡养心神失常，又必致失眠、多梦。

在本案的治疗中，颜师用药周全而不杂乱。首先抓住胃阴不足、肝胃失和之主证，以清养胃阴的益胃汤合滋阴疏肝的一贯煎化裁为治，恰中病的。方中北沙参、麦冬、玉竹、石斛既养胃阴，又清内热；生地、枸杞子滋肾水而助养胃阴；川楝子、佛手、绿萼梅、炒枳壳既疏肝理气，又和胃气、助运化，且平和而无温燥伤阴之虞；白芍、当归、生甘草、蜂蜜养阴血而缓急止痛；炒麦芽、炒稻芽、焦山楂与佛手相合，助脾胃运化，以消食和中，增进食欲。其次，据阴血亏虚、心神失养之兼证，方中又选用清心安神之丹参、养血安神之夜交藤、养心益肝安神之炒枣仁，合麦冬、生地、当归等，以滋养阴血、安定心神。再者，本膏方选用甘平补虚的蜂蜜为矫味赋形之用，其与生甘草相合，除能矫味赋形外，还能健脾和药。诸药配伍，共奏养阴疏肝、和胃止痛、养心安神之功。如此，胃阴得补，肝气得舒，脾胃得和，脏腑得以润养，心神得以安宁，遂使病证向愈。

胃痛 3 <small>（糜烂性胃炎、慢性咽炎）</small>

牛某，女，54 岁，干部。1992 年 3 月 5 日初诊。

患胃病多年，1989 年因肝囊肿而住院手术切除。去年到医院检查，胃镜示糜烂性胃炎。经西药治疗乏效，遂来求治。刻下急躁易怒，脘胀嘈杂，时感烧心灼痛，按之痛稍加重。口干苦，欲饮水，纳差。伴见咽痒，干咳无痰，尿黄，大便日行一次，内有不消化物。闭经多年。舌红苔薄黄，脉弦滑。无药物过敏史。证属肝郁化火，克胃犯肺。治以疏肝清火，和胃止痛，兼以止咳。药用刺蒺藜 10g、炒白芍 10g、香附 10g、吴茱萸 1g、黄连 2g、川楝子 10g（打碎）、元胡 10g（打碎）、佛手 6g、郁金 10g、浙贝母 10g、苦杏仁 10g（打碎）、生麦芽 15g。7 剂，每日 1 剂水煎服。忌食辛辣生冷油腻及甜酸之物。畅情志，忌着急。

二诊，烧心、灼痛减，纳食与二便正常。仍急躁，夜卧咳嗽，咽痒。原方去元胡、生麦芽，加黄芩 10g、苏子 10g、丹参 20g，续进 7 剂。

5 月 14 日，患者来诊云，上方连进 20 余剂，诸症基本消失，因故未能及时就诊。近日因感冒又致咽痒，干咳无痰，日轻夜重，微恶风，无汗。伴脘腹胀痛，嗳气烧心。证属风热袭肺，肝胃气滞。治以疏风清热，疏肝和胃。药用荆芥穗 10g、银花 10g、连翘 10g、苏叶 5g、苏子 10g（打碎）、苦杏仁 10g（打碎）、浙贝母 10g、竹茹 6g、香附 10g、佛手 6g、郁金 10g、陈皮 10g、炒枳壳 10g、煅瓦楞子 24g 打碎

（先下）。

四诊，药进 7 剂后，咽痒咳嗽、微恶风等症消失。再以疏肝和胃进剂，连服 10 余剂，诸症又基本消失。

随访半年，脘痛未作，连声叫好。

【按语】本案病涉肝、胃、肺三个脏器，证情比较复杂。颜师审证求因，主兼并治，用药精当，终收良效。初诊病之根本在肝郁化火克胃，故颜师在方中投以大量疏肝清热、和胃止痛之品。其中吴茱萸与黄连配伍尤妙，前者辛热疏降，后者苦寒清降，今后者用量为前者之 2 倍，意在清火疏肝和胃；二者作用强，故用量小，以防耗气伤胃。生麦芽非只消导，实乃疏肝和胃之用。病之标为肝火犯肺，颜师在以黄连、郁金、川楝子等清肝火的基础上，仅加浙贝母、苦杏仁二味，以清肺止咳。药后肝胃渐和，烧心灼痛虽减，而急躁、咳嗽等症如故，知肝郁未得全舒，肺气仍失清肃，且又虑久病必兼血瘀，故以原方去元胡、生麦芽，加黄芩、苏子、丹参进剂，拟在疏肝和胃与清肺止咳基础上增加药力。两月后因感风热表邪，不但又患新病而且引发旧疾，颜师又随证变法，疏风清热与疏肝和胃两相兼顾。待风热除，再以疏肝和胃善后。

胃脘胀痛（萎缩性胃炎、浅表性胃炎）

王某，男，58 岁，高级工程师。1992 年 11 月 16 日就诊。胃病三十年，平日体瘦伴胃脘胀痛。半年前（6 月 15 日）去医院检查身体，X 线示左肾肿瘤；胃镜示中度萎缩性胃炎，胃上、中、下黏膜水肿，陈旧性出血点，胃窦胃角黏膜花斑水肿。一月前住院行左肾肿瘤切除术，术后思想负担甚重，情绪抑郁，遂致胃病加重，体重减轻。经西药治疗乏效，慕名前来就诊。刻下胃脘胀满灼痛，时而连及小腹，纳少，打呃，喜温，按之则舒，便溏日2~3次，面色萎黄，精神不佳，体瘦，乏力，舌淡，苔白厚腻，脉弦细滑。证属脾虚气滞，湿浊中阻，夹有肝郁。治以化湿理气，调肝健脾。药用佩兰10g，藿香10g，陈皮10g，苏梗10g，砂仁5g（打碎，后下），炒枳壳5g，香附10g，旋覆花10g（包），绿萼梅6g，炒白芍10g，茯苓15g，炒谷芽12g。7剂，每日1剂水煎服。嘱食宜清淡，忌辛辣油腻及难消化之物，勿进补品。并安慰其曰：病虽久，但可治，只要依法坚持调治，痊愈有望。

二诊，药后脘胀灼痛减轻，时有嗳气，纳食乏味，便稀日行1~2次，苔薄白，余症如前。治改健脾理气，和胃调肝，佐以化湿。药用太子参15g，炒白术10g，茯苓15g，陈皮6g，炒枳壳6g，砂仁5g（后下），黄连1.5g，吴茱萸1g，旋覆花6g（包），绿萼梅6g，炒白芍10g，佩兰10g。

续进14剂，脘胀灼痛大减，纳差。此后据病情变化及兼证的不同，守方加减进剂10个月，连服270余剂。

至第二十诊，患者自云病症基本消失，体力恢复，体重增加，去医院复查，肾肿瘤切除部未见异常，胃镜示胃黏膜水肿及陈旧出血点消失、轻度萎缩性胃炎。嘱其坚持摄生调养，以免再度诱发。

【按语】萎缩性胃炎，临证难治。本案病程漫长，病情复杂，无疑又给治疗增加了难度。颜师治疗此病经验丰富，从本案的治疗，可窥其一斑。①灵活运用扶正与祛邪。本案属中医的胃脘胀痛，虚实夹杂。虚即脾虚，实即湿阻、气滞、肝郁。初诊从病症看，湿阻气滞较重，故见脘胀痛，苔白厚腻等症。颜师治以化湿理气，兼以健脾调肝。二诊脘胀满减，苔转薄，而食少乏力依旧，知湿浊滞气虽减轻，而脾气急当健运，颜师抓住战机，改以健脾理气、和胃调肝为主，佐以化湿。②轻补轻调，在平和中取效。本案胃病日久，脾胃本虚，再加大型手术，脾胃更虚。既不受大补，又不耐大泄，不能急于求成，宜轻补轻调。颜师自始至终恪守此则。补脾益气用太子参，疏肝用香附，化湿用佩兰，吴茱萸、黄连各仅用 1~1.5g 等，均是此意。③抓住主证守方用药。本案虽为沉疴，但证型基本稳定，其间某些症状虽时有反复，但主证未变，故颜师守方用药，前后共进 280 余剂，绝大多数均以二诊方为基础加减而成。此外，颜师还注意减轻患者的精神负担，指导患者合理饮食等，以配合药物治疗，对疾病的治愈亦有不可低估的作用。

脘腹痛 1 （十二指肠球部溃疡）

王某，男，24 岁，建筑工人。1992 年 6 月 22 日初诊。

胃痛七年，西医确诊为十二指肠溃疡。刻下胃胀，嘈杂，隐隐作痛，时或窜及少腹。按之则舒，得温则减。情绪波动、感寒饮凉及食大米饭后加重。大便不干，每 3~2 日一行，便时不畅。纳可，面色㿠白，体瘦，舌淡红，苔薄白腻，脉弦紧。既往曾有吸烟史。证属中焦虚寒，肝胃不和，治以温中补虚，疏肝理气，和胃止痛。药用炙黄芪 10g，当归 10g，桂枝 10g，炒白芍 12g，炙甘草 5g，生姜 3 片，大枣 4 枚（拍碎），砂仁 5g（打碎，后下），醋元胡 10g（打碎），煅瓦楞子 24g（打碎，先下），刺蒺藜 12g，香附 10g，佛手 6g，木香 5g。7 剂，每日 1 剂水煎温服。忌食生冷油腻及不易消化食物。

二诊，患者云服至第二剂胃痛加重，至第四剂痛开始减，七剂服完后胃胀与嘈杂除，疼痛大减。原方去砂仁、木香、佛手，加乌药 6g，炒川楝子 12g（打碎），百合 10g，再进 7 剂。

过月余，患者又来诊治。告曰：服完二诊方 7 剂后，疼痛很少发作，再加工作繁忙，故未来诊治。前日因工作着急及食凉食，胃痛又发，症状及舌脉均同二诊所见，仍以二诊方化裁为治。连进 10 余剂，脘痛基本消失。最后嘱其日后饮食要定时定量，宜忌有节，以巩固疗效。

【按语】引起胃痛的原因很多，本案是因中焦虚寒、肝胃不和所致。颜师治以温中补虚，疏肝理气，和胃止痛，恰中病机。方中炙黄芪、当归、桂枝、炒白芍、生姜、大枣、炙甘草温中补虚，和里缓急；刺蒺藜、香附、佛手、元胡、砂仁疏肝理气，和胃止痛；煅瓦楞子收敛制酸止痛，促进溃疡愈合。诸药相合，辛甘温补，疏散缓急，守方化裁 20 余剂，终使七年之疾得以基本治愈。另复诊时颜师加炒川楝子，是因其合醋元胡理气止痛力强，然其苦寒泄降，与治疗不利，故炒用；加百合，意在取其甘润滋补之性，一则助芪、归、芍、枣补虚，二则防辛散温燥太过反伤胃阴。

脘腹痛 2 （十二指肠球部溃疡）

胡某，男，29 岁，机关干部。1992 年 4 月 9 日初诊。

四年前曾做肾切除手术，术后脘腹胀痛，空腹加重。四个月后即被医院确诊为十二指肠球部溃疡。此后曾服西药治疗多次，药后好转，药停加重。刻下仍脘腹胀痛，反酸，按之不适，喜温，食凉遇寒加重。面色㿠白，体瘦少力，纳可，大便不成形，便时不畅。舌淡红，苔灰薄腻，脉滑。证属肝胃不和，治以疏肝理气和胃，缓急制酸止痛。药用炒刺蒺藜 12g，香附 10g，炒川楝子 12g（打碎），醋元胡 10g（打碎），佛手 6g，苏梗 10g，炒枳壳 6g，木香 6g，槟榔 10g，炒白芍 15g，炙甘草 5g，乌贼骨 12g。7 剂，每日 1 剂水煎服。忌食生冷油腻等难消化之物，戒烟酒。

二诊，脘腹胀痛减，大便已成形日一行，时有泛酸。三天前因食油炸春卷曾大痛一次，通过连服 3 剂药又缓解。原方去刺蒺藜、炒川楝子、元胡、枳壳、木香、槟榔，加生黄芪 15g，当归 5g，陈皮 10g，砂仁 5g（打碎，后下），续进 7 剂。

三诊，脘腹胀痛及反酸均已，原方去苏梗、香附、佛手，加炒白术 10g，茯苓 20g，大枣 4 枚（拍碎），生姜 2 片，炒神曲 10g。再进 14 剂，以善其后。

随访半年未发。

【按语】 患者十二指肠球部溃疡数年，从初诊见症分析，为虚实夹杂。首先是实，即肝胃不和，气机不畅，故脘腹胀痛，反酸，按之不适；其次是虚，即脾虚气弱，中焦虚寒，故面色㿠白，体瘦少力，腹痛喜温，食冷受寒加重，大便不成形，便时不畅。颜师采用先去实后补虚之法，初诊专以疏肝理气和胃，缓急制酸止痛，意在集中力量调畅肝胃气机，恢复脾胃功能，为补虚创造条件。二诊脘腹胀痛减，大便已成形，知肝胃气机渐调畅，故去刺蒺藜、木香、槟榔等辛散之品，加生芪、当归等甘补之品，意在调补并施。三诊脘腹胀痛及泛酸均已，知肝胃和气机畅，故再减辛散之品，加炒白术、茯苓、大枣、生姜等补虚开胃之品，意在加强补虚之力，功专补气健脾开胃。如此脾胃强健，肝胃和畅，疾患遂愈。

腹胀痛

周某，女，51 岁，技术干部。1992 年 1 月 16 日初诊。

既往体健，近年脾胃不佳。半年前每日腹胀难受，绕脐攻窜痛，口干，食少不香。肠鸣，午、晚后加重。便溏，每日 1~2 次。乏力。刻诊上症均见，面欠光泽，舌红少苔，苔色微黄，脉细滑。腹部柔软，无占位性病变，无压痛。无药物过敏史。证属脾虚气滞，胃阴不足。治以健脾养阴，行气开胃。药用太子参 15g，炒白术 10g，茯苓 15g，炒山药 12g，炒扁豆 10g（打碎），干石斛 12g（先下），炒白芍 30g，生甘草 5g，陈皮 10g，炒枳壳 6g，焦三仙各 10g，炒谷芽 10g。7 剂，每日 1 剂水煎服。忌食生冷油腻。

半年后（7 月 13 日）又来就诊，云上方服后腹胀痛、肠鸣均除，因工作忙未来再诊。刻诊仍便溏日 1~2 次，纳少，偶见反酸嗳气，乏力，精神欠佳，失眠多梦，平日易感冒，舌暗红，有齿痕，苔薄少，脉沉细无力。证属脾虚胃弱，心神失养。治以健脾开胃，养心安神。药用西洋参 5g（另煎）、炒山药 15g、炒白术 12g、茯苓 20g、炒泽泻 10g、陈皮 10g、砂仁 5g（打碎，后下）、炒神曲 12g、生龙骨、生牡蛎各 30g（打碎，先下）、远志 10g、炒枣仁 15g（打碎）、夜交藤 30g。续进 7 剂。

三诊，失眠与便溏均好转，唯口干，纳不佳，腹胀，苔灰腻，余如前。治以健脾化湿，理气开胃。以初诊方去焦三仙，加炒苡仁 30g、炒麦芽 15g、鸡内金 10g、佩兰 10g、生甘草改为炙甘草，白芍减至 10g。续进 7 剂。

四诊，腹胀除，余症变化不大，上方去太子参、枳壳、石斛，加党参 10g、莲子肉 10g（打碎），续进 7 剂，诸症消失。面色已有光泽。

时隔半月又来就诊，云前日因食油炸大虾，又致脘部不适，口干纳呆，舌暗红，苔薄腻而少津。以初诊方去白芍、枳壳、焦三仙、生甘草，加砂仁 4g（打碎，后下）、佩兰 10g、鸡内金 12g、炒麦芽 15g、荷叶 10g，连进 7 剂。并嘱药后如无不适再进 7 剂，以巩固疗效。

【按语】本案诸症因脾虚气滞、胃阴不足所致。颜师认为治疗此类证病，用药宜平和，务必清补缓泄，切忌以甘温峻补其气，甘寒大滋其阴，辛苦破散其气。故初诊颜师以太子参、炒山药、炒扁豆、炒白术、茯苓、石斛补气养阴，陈皮、枳壳、焦三仙、炒谷芽理气开胃。又绕脐攻窜痛为肝乘之兆，故颜师又以大量炒白芍并合生甘草，以缓急止痛。如此主兼并治，补而不滞，泄而不破，故收良效。二诊心脾两虚，颜师一面以西洋参、炒山药、茯苓、炒白术、陈皮、砂仁等益气健脾养阴开胃；一面以生龙骨、生牡蛎、远志、炒枣仁等养心安神，以图心脾两治。三诊眠佳，舌苔灰腻，故去掉养心安神诸药，并加佩兰、炒苡仁等，以化湿、利湿。四诊腹胀除，余症变化不大，说明气滞除而脾虚仍待补，故去太子参、枳壳、石斛，加党参、莲子以增强补气健脾之力。半月后因饮食不当而致诸症复发，仍以初诊方平补缓调，遂使诸症向愈。

腹痛（肠粘连）

于某，男，26 岁，职员。1991 年 5 月 16 日初诊。

2 岁半时因患急性阑尾炎而行手术切除。术后虽伤口愈合，而腹痛时发，西医诊断为肠粘连。曾多次请中西医治疗而罔效。近日又发，下腹隐痛时作，上窜胁肋，下牵阴股，遇寒或阴雨天加重。畏寒。纳便尚可。舌暗淡，有齿痕，苔薄白，脉沉弦。证属血瘀气滞寒凝，治当活血化瘀，行气散寒止痛。药用川芎 10g，红花 10g，桃仁 10g（打碎），赤芍 12g，丹参 30g，当归 6g，醋延胡 10g（打碎），炒川楝子 12g（打碎），乌药 10g，木香 6g，制附片 10g（先下），炮姜 6g。7 剂，每日 1 剂水煎温服。忌食生冷。

二诊，药后诸症大减，治宗原法，以上方再进 7 剂。

三诊，药后腹痛已，上方去附片，改炮姜为 3g，续进 7 剂，隔日 1 剂。

二个月后来告，腹痛未发。

【按语】颜师认为，本案患者因肠痈手术而致血瘀气滞，右下腹痛。虽经多方治疗，但因瘀血未去，故日久不愈。久则必伤后天脾胃，而后天不足又致身体虚弱，体虚阳气不得温养，故畏寒。寒主凝滞收引，遇寒或阴雨天，外寒又来侵袭，故疼痛加重。病在右下腹，此为肝经所过，上连胁肋，下及阴股，故痛重时每及。舌暗淡，苔薄白，脉沉弦，为血瘀气滞寒凝之兆。治当活血行气与散寒止痛并举。颜师首用《医宗金鉴》桃红四物汤去地黄，用赤芍，加丹参，以活血化瘀；次投《素问病机气宜保命集》金铃子散加乌药、木香、附片、炮姜，一则理气散寒，二则增强活血。如此连进20余剂，遂获临床治愈之效。

吐泻

郑某，女，51岁，干部。1992年10月15日初诊。

数日前出差外地，因生活失常，又食冷物，导致胃脘不适。昨日返京，因坐车受风寒，晚到家后即发恶心呕吐，先吐清水，后吐苦水，并水泻3次。刻下饮水、食物即吐，形寒，肢冷，肠鸣，口干。按之腹部柔软，微感不适。舌暗红，苔薄白腻，脉弦滑。既往体健，无药物过敏史。证属风寒湿外干，脾胃不调。治以化湿和中，发表散寒。药用藿香10g，苍术10g，苏叶、梗各5g，制厚朴6g，陈皮10g，猪、茯苓各12g，炒泽泻12g，法半夏10g，焦麦芽、焦谷芽各12g，焦神曲12g，生姜3片。4剂，每日1剂，水煎温服。

忌食生冷油腻。

二诊，水泻止，形寒除，呕恶减轻，已能饮食。唯饮水后脘部痞塞，腹部及下肢发凉。治改温化寒湿，理气和中。药用藿香 10g，苍、白术各 6g，厚朴 5g，陈皮 6g，砂仁 5g（打碎，后下），木香 4g，清半夏 10g，炒枳壳 6g，旋覆花 10g（包），茯苓 20g，焦神曲 10g，生姜 2 片。续进 7 剂。嘱其药后复常可不必再来，并在近期内慎饮食，尤忌生冷油腻，以巩固疗效。

【按语】仲秋之时，天气转冷，患者出差远行，旅途饮冷，又感风寒，致使风寒湿三邪侵袭。寒湿伤中，脾胃升降失调，传化失常，则恶心，呕吐，肠鸣，水泻。风寒外束，寒湿内遏，阳气不得输布，则形寒，肢冷，腹凉。吐泻伤液，阳遏布津不力，则口干。治宜化湿和中，发表散寒。据此，颜师首用辛香苦燥温化之藿香、苍术、苏叶、苏梗、厚朴、陈皮、法夏等，以化湿和中，发表散寒；次配甘淡渗利之猪苓、茯苓、泽泻，以利湿健脾止泻；再伍甘温之焦谷芽、焦麦芽、焦神曲，并合辛温之生姜，以健胃消食。复诊水泻止，形寒除，呕恶减，饮水后胃脘痞塞，腹部发凉，说明脾胃渐和，寒湿未尽。故颜师仍宗原法并去苏叶、苏梗、猪苓、炒泽泻及焦麦芽、焦谷芽，加木香、砂仁、白术等，以增强温中除湿行气和中之力。连服七剂，寒湿除，脾胃调，康复如初。

泄泻 1 _(消化不良)

刘某，男，2岁。1990年8月20日就诊。

五天前因天气闷热，过食油腻及生冷，致身热，泄泻，恶心，纳呆。西医诊断为消化不良。曾服乳酶生等药效不佳。刻下大便日行5~6次，秽臭，夹有不消化物，食少，时发恶心。舌苔中部白厚。证属暑湿夹滞伤中，脾胃失和。治以祛暑湿，化积滞，和脾胃。方用葛根芩连汤加减，药用生葛根3g，淡黄芩3g，广藿香3g，陈皮3g，炒枳壳3g，焦三仙各4g，炒莱菔子3g（打碎），茯苓10g，泽泻5g。2剂，每剂水煎2次，每次余药液100mL，合对，分3~4次温服。忌食辛辣、油腻生冷等难消化之品。

二诊，药后身热退，白厚苔渐化，大便较稠，日行3~4次，秽臭味消失，食欲仍不佳，偶有作恶。改以健脾和中，消食开胃，兼化湿为治。药用广藿香3g，炒半夏曲3g（包），炒陈皮3g，茯苓10g，炙甘草2g，鸡内金5g，焦白术5g，焦山楂4g，炒麦芽4g，炒谷芽5g，炒枳壳3g，生炒苡仁各10g。2剂煎服法同前。

三诊，三天后患儿母亲来告，药后大便已调，日行1~2次，未再作恶，食欲渐佳。嘱原方再进2剂，药后而安。

【按语】本案病发夏暑之时，患儿外感暑湿，内伤食滞，暑湿交阻，脾胃不和，故身热泄泻，恶心，纳呆，中苔白厚，初诊颜师以《伤寒论》葛根芩连汤加减，意在清热解暑，去湿和中。方中生葛根、淡黄芩、藿香清热解暑化湿，焦三仙、炒莱菔子消食化滞，陈皮、枳壳、茯苓、泽泻理气除湿。药进 2 剂，虽热退，便趋调，厚苔渐化，但仍泄泻，纳呆，恶心偶作，说明暑热之邪虽去，而湿邪与积滞未尽，脾胃功能未复，治当改为健脾和中开胃，佐以祛湿。再则患儿幼小，脏腑娇嫩，继用寒凉及克伐之品，难免不伤脾胃。鉴此，颜师二诊时遂去葛根、黄芩、泽泻及莱菔子。同时加焦白术、生炒苡仁、炙甘草，以增健脾渗湿止泻之力；加鸡内金、炒谷芽，改炒神曲为炒半夏曲，以增开胃消食和中止呕之功。诸药相合，既全面周到，又平稳妥当。连服四剂，即收症消身安之效。

泄泻 2 <small>（消化不良）</small>

王某，女，63 岁，退休工人。

三天前因过食油腻，而致脘腹胀痛，纳食不佳，便泄黏腻，后重不畅，日 2~3 次。舌苔黄腻，脉滑。证属积滞夹湿热中阻。治以消食导滞，除湿开胃，佐以清热。药用焦三仙各 10g，炒莱菔子 10g（打碎），法半夏 10g，广陈皮 10g，茯苓 15g，炒枳壳 10g，木香 5g，焦槟榔 12g，黄芩 10g。3 剂，水煎服。忌食生冷、辛辣及油腻。药进即纳食与二便复常。

【按语】患者因饮食失节而致积滞停留肠胃，夹湿夹热。故见脘腹胀痛，便泄黏腻不畅，脉滑，舌苔黄腻。颜师投以《医学心悟》保和汤加减。方中焦三仙、炒莱菔子消食化积，半夏、陈皮、茯苓健脾除湿，木香、槟榔、枳壳行气止痛，消除后重，黄芩燥湿清热。药证相合，故 3 剂即愈。

泄泻 3 _{（肠源性腹泻）}

王某，男，50岁，编辑。1993年7月26日初诊。

既往体健，一月前出差沈阳，因着凉加水土不服，而突发水泻。经服黄连素等好转。回京后又时发腹痛，痛后必溏泻，每日1~5次不等，便中无脓血，便时无灼肛感，再服黄连素等乏效，遂来求治。刻诊面失光泽，食欲时好时坏，口不干，倦怠乏力，昏睡，肢体酸痛，自感发热（体温36.5℃），下半身出汗。按腹微痛，舌暗红，苔白微腻水滑，脉濡。证属湿浊中阻，脾虚肝急。治以化湿和中，健脾开胃，佐以平肝缓急。药用藿香10g，陈皮10g，大腹皮10g，煨木香6g，炒枳壳6g，炒泽泻12g，炒白术10g，炒苡仁30g，炒稻芽15g，焦三仙各10g，炒白芍10g，生甘草3g。3剂，每日1剂水煎服，煎煮时间不宜长。忌食生冷油腻及鱼腥，少食辛辣，宜清淡。

二诊，痛、泻均止，大便不成形，日一次，昏睡见轻，食增而乏味，倦怠乏力，多汗。证属脾虚气弱，湿滞未尽。治以健脾益气，和中化湿。药用党参12g，炒白术15g，茯苓20g，炙甘草3g，炒苡仁30g，炒白芍10g，炒枳壳6g，煨木香5g，砂仁4g（打碎，后下），炮姜4g，陈皮12g，炒稻芽12g，7剂。

三诊，一月后（9月2日）来诊，云上方服后病愈。上周六因着凉又致水泻，经治虽泻止而腹部不适，大便先干后稀，乏力，出虚汗，舌红苔薄白，脉沉细无力。以二诊方加生姜 3 片，大枣 4 枚（拍碎），再进 7 剂。并嘱其药后可服香砂六君子丸，以巩固疗效，平日忌食生冷，避寒，以免诱发腹泻。

【按语】 患者暑天出差，长途劳顿，又着凉饮冷，遂致暑湿夹寒、伤脾害胃，引发水泻。因治疗不当，虽水泻好转而湿邪未尽，湿阻中焦困脾，水泻又伤脾气，故回京后腹泻又作，并见倦怠乏力，肢体酸痛，昏睡。脾虚肝气乘之，故时发挛急腹痛。湿滞阴阳失调，故自感发热，下半身出汗。初诊颜师以藿香、陈皮、大腹皮、煨木香、炒枳壳、炒泽泻化湿和中，炒白术、炒苡仁健脾化湿止泻，炒稻谷芽、焦三仙和中开胃，炒白芍、生甘草平肝缓急止痛。诸药相伍，湿化脾健，中和胃开，肝不乘脾，腹痛泄泻遂止。二诊仍见倦怠乏力，全身出汗，纳可乏味等，知脾虚气弱急待治疗。故颜师又仿《太平惠民和剂局方》参苓白术散用药，以健脾益气、祛湿开胃，如此脾胃健，湿邪除，肝气疏泄正常，诸症悉除。一月后因着凉水泻，又伤脾胃，故乏力虚汗等症又见，颜师再投健脾益气开胃之剂，终收全功。

泄泻 4 (肠源性腹泻)

崔某，男，20 岁，大学本科生。1993 年 9 月 20 日初诊。

半年前曾患急性菌痢，当时便利脓血。经服西药治疗，虽脓血便消失，而泄泻未止。每日 1~7 次不等，泻前腹痛，内有不消化之物，并伴坠胀。服西药抗生素多时，效不佳，遂来求治。刻下，每日溏泻 4~5 次，内仍有不消化之物，但无脓血。仍伴脘腹胀，纳少，食后胃中不适，偶欲吐，虚汗多，乏力，动则加重，口干饮水多，尿黄，舌红苔薄白，脉细滑无力。便检无致病杆菌及脓血。无药物过敏史。证属脾虚气滞，湿停夹热。治以健脾利湿，和中开胃，佐以清热。药用党参12g，炒山药12g，炒白术10g，炒苡仁30g，茯苓20g，炒泽泻12g，陈皮10g，苏梗10g，香附10g，炒枳壳6g，炒白芍10g，炒黄芩8g，炒谷芽、炒麦芽各12g。7剂，每日1剂水煎服，忌食生冷油腻及辛甘厚味。

二诊，小便黄已，饮水少，日溏泻2~3次，泻前不痛，泻时坠胀，乏力与虚汗依旧。舌脉如前，原方去炒黄芩、炒白芍、苏梗、香附、炒麦芽，加莲子、炒芡实、大腹皮、干荷叶各10g，炒白术增至15g。续服10剂。

三诊，泻止，纳增，身感有力，虚汗减少，面色转佳，唯腹胀，口干，舌红苔薄白而干，脉细滑无力。证转气阴两虚，中焦失和，上方去炒泽泻，加南、北沙参各15g，石斛12g（先下），并将炒山药改为生山药，续进10剂。

四诊，大便日一行，不干不稀，唯腹胀，口干、舌红少苔、脉细滑，上方加砂仁4g（后下），续进7剂。

五诊，纳增，面色红润白净，腹胀消，二便正常，唯口稍干，苔转薄白。上方去大腹皮，再进10剂，以善其后。并嘱其注意饮食，慎食生冷油腻，加强锻炼，增强体质。

【按语】本案因热痢治疗不当而致泄泻半年不止。久泻必伤脾胃，脾虚不运，中焦失和，湿停化热，诸症遂起。初诊颜师主以党参、炒山药、炒白术、炒苡仁、茯苓、炒泽泻健脾利湿，兼以陈皮、苏梗、香附、炒枳壳、炒谷芽、麦芽理气开胃，佐以炒白芍缓急止痛，炒黄芩清热燥湿。诸药相伍，既健脾利湿，又和中开胃，还清热缓急，遂收主兼并治之效。二诊颜师随证加减，尿黄已，饮水少，知夹热已清，故去黄芩；泻前不痛，知挛急得除，故去炒白芍；而大便仍日溏泻2~3次，知脾运未复，水湿仍在，故去苏梗、香附、炒麦芽，加莲子、芡实、大腹皮，并增炒白术用量，以再增健脾利湿止泻之功；还另加升阳利湿的干荷叶，以促使脾主升清之功早日复常。三诊，泻止纳增，身感有力，面色转佳，为脾胃功能复常，湿邪已经消除之兆，然腹胀、口干，舌红苔薄白而干，则为气滞未除，又兼伤阴之象，故颜师又去炒泽泻，加南、北沙参、石斛，并改炒山药为生山药，以补气养阴，健脾和中两相兼顾。四诊颜师又加辛温芳香之砂仁，意在既增理气开胃之功，又防因用甘寒而碍胃。五诊诸症虽消，而脾胃仍需强健，故颜师又以四诊方去大腹皮进剂，意在巩固疗效。

泄泻 5 （肠源性腹泻）

邓某，男，72岁，离休干部。1993年2月4日初诊。

去秋水泻，经治虽好转，但因饮食不当或着凉即泻，每日2~6次，多方求治，疗效不佳。刻诊大便不成形，每日1~3次，晨起及午睡后腹微痛，按之痛不加重，面色苍白少华，少气乏力畏寒。舌红有裂纹，少苔而舌面水滑，脉沉滑。既往曾患胃下垂、胃窦炎及结核性胸膜炎，经治均愈。近年又查出胆囊炎，但右胁下胆囊区不痛不胀亦无压痛，CT示有血栓。无药物过敏史。但食人参即流鼻血。证属脾肾两虚，气虚清陷。治以健脾温肾，益气升清。药用台党参10g，炙黄芪12g，炒白术10g，炙甘草5g，炒山药15g，炒苡仁30g，茯苓20g，补骨脂5g（打碎），煨肉果10g，炒白芍10g，陈皮6g，干荷叶10g。7剂，每日1剂水煎温服。忌食生冷油腻及鱼腥。厚衣被，免着凉。并建议其每日一次煮莲子或山药粥食，以助药力。

二诊，泻止，大便成条日一行。唯腹微痛。原方去补骨脂、肉豆蔻，加砂仁5g（打碎，后下），炒枳壳6g，炒谷芽12g。续进7剂。

三诊，药进泻未作，前日因食肉及粽子又至溏泻，但每日只1次。余如前。二诊方去炒苡仁、炒枳壳，加莲子肉15g（打碎），煨木香5g。续进7剂。

四诊，服3剂泻止即停药，约月余未发。3日前因着凉又致水泻，仍日1次。并伴出汗，口干饮水甚少，时腹痛。以三诊方加炮姜炭5g，续进7剂。

药进泻止腹痛已，畏寒与出汗均减，遂以本方加减，连进30余剂诸症基本消失。随访半年，水泻未作。

【按语】《景岳全书·泄泻》云："泄泻之本，无不由于脾胃。""肾为胃关，开窍于二阴，所以二便之开闭，皆肾脏所主。"患者年高脾胃虚弱，运化失常，引发水泻。水泻半载必致脾虚日重及肾，故诸症蜂起，缠绵难愈。本案水泻时作时止，且复发多因着凉或饮食不当所致，知为脾虚为主，而脾又为后天之本。故颜师将健脾益气升清，放在治疗的首位，从始至终方方投用炙黄芪、党参、炒白术、炒山药、炙甘草、干荷叶等健脾益气升阳之品。其次，脾虚常兼湿停，而湿停又反困脾，本案时发水泻，就是水湿内停之征，故颜师将利湿放在本案治疗的重要位置，方方投用兼有利湿作用的苓、术、芪等，以利水实便。其三，脾肾两脏在生理病理上相互影响，本案既有脾虚及肾之兆，治当兼顾，故颜师在健脾的同时，兼及补肾，时而在方中投用补骨脂、莲子、山药及炮姜等健脾温肾之品。其四，脾虚常致肝乘，本案腹痛多由此而起，故颜师在方中投用炒白芍并合炙甘草等，以柔肝缓急止痛。此外，颜师在方中还常用陈皮、砂仁、炒谷芽等，意在理气和中开胃和促进药效的发挥。

泄泻 6 （肠源性腹泻）

刘某，男，58岁，医药总公司干部。1994年7月7日初诊。

1956年曾患急性菌痢，因治疗不及时而致慢性腹泻二十余年。其间经多次查验和大便细菌培养，均未见痢疾杆菌和阿米巴原虫。多次用西药治疗乏效。至1976年，求治于某老中医，进药30余剂泻止，并用香砂六君子丸善后。此后，因着凉或饮食失调偶发腹泻，延请老中医调治即愈。今年五月下旬，因出差外地饮食不调，又致腹痛泄泻，泻下急迫。经用抗生素及乳酶生等药治疗无效，遂请颜师诊治。刻下便稀日泻2~3次，内有不消化物，但无脓血。脘腹胀满，按之有不适感，肠鸣音亢进。食油腻或着凉，诸症加重。口干，食欲尚可，舌质红，苔薄黄腻，脉弦滑。证属肠胃湿热，中焦失和。治以清利湿热，和中健胃，升清止泻。药用生葛根12g，黄芩10g，黄连5g，车前子15g（包），泽泻

10g，大腹皮 10g，陈皮 10g，炒枳壳 6g，茯苓 20g，炒神曲 12g，炒稻谷芽 12g。4 剂，每日 1 剂水煎温服。忌食生冷油腻及辛辣黏滑之物。

二诊，痛泻止，便稠日一次，纳可口干。因前日感冒，又见微咳，吐白黏痰，舌红，苔薄黄，脉弦滑。原方去炒神曲、泽泻，加桑叶、菊花、紫菀各 10g，生苡仁 30g，黄连减至 3g。续进 7 剂。

三诊，咳嗽已，口干除，黏痰消，因前日食油饼，致大便先干后稀，日 2 次，内有不消化之物。舌红苔薄黄而少，脉细滑。证属气阴两虚，脾胃不健，湿热未尽，治以补气养阴，健运脾胃，兼清湿热。药用南沙参 15g，太子参 15g，炒白术 10g，生山药 15g，莲子 10g（打碎），生苡仁 30g，白茯苓 20g，陈皮 10g，炒枳壳 6g，炒稻谷芽 12g，黄芩 6g，干荷叶 10g。连进 10 剂，以善其后。并嘱其平日仍当忌口，或服香砂六君子丸以巩固疗效。

【按语】患者泄泻数十年，脾胃被伤，经治虽泻止而脾胃仍虚，故着凉或饮食失调即发。脾虚运化水湿不力，又值夏日出差远行饮食不当，致使湿热停于胃肠，中焦升降失调，诸症蜂起。颜师投以《伤寒论》葛根芩连汤，恰中肯綮。方中生葛根既清热生津，又升清止泻；芩、连苦寒清热燥湿；车前子、泽泻、茯苓利湿健脾止泻；大腹皮、陈皮、炒枳壳、炒神曲、炒稻芽祛湿理气和中开胃。诸药相合能使湿热分消，中焦和畅，脾胃健运，泄泻哪有不止之理。效不更方，除邪务尽，二诊颜师仍投原方，但因新患感冒而微咳吐痰，故去神曲加桑叶、菊花、紫菀，以疏散风热，祛痰止咳；又因泽泻性寒，唯专清利而无健脾之力，故去之，加性平之生苡仁，以利湿健脾两相兼顾；至于减黄连用量，是恐大量久用而致苦寒伤胃。颜师认为泄泻日久再加湿热，耗气伤阴在所难免，若欲彻底治愈本病还须补气养阴，方为周全。初诊湿热正盛，二诊湿热仅去大半，且又感风热表邪，此时谈补为时尚早。三诊泻止咳已，表解湿热将尽，用补适宜。然久泻脾胃虚弱，若纯补大补则势必腻膈碍胃，宜补调结合，缓补轻调。故三诊其以南沙参、太子参、山药、莲子、生苡仁等补气养阴健脾益胃，以陈皮、炒枳壳、炒稻芽、干荷叶调中开胃，使补虚而不滋腻，调理而不伤正，佳效自然可得。

泄泻 7（肠源性腹泻）

董某，女，63 岁，退休教师。1996 年 2 月 11 日初诊。

患消化不良数年，久治效差。去年五月因便秘一周而求治于某中医。某医误用大量槟榔及苦寒润下之品，遂致水泻不止。每日 4~5 次，最多可达 12 次。经用中西药治疗，虽症状减轻，但溏泻未止。刻诊每日 3~4 次溏便，伴面色苍白，神倦乏力，腿软自汗，口干不欲饮，纳差，舌红少苔，脉细滑无力。既往曾患心动过速，有时过缓。无药物过敏史。证属脾虚不运，气阴两伤。治以健脾止泻，补气养阴，佐以和中开胃。药用生黄芪 15g，党参 12g，炒白术 10g，炒山药 15g，建莲子肉 12g（打碎），炒苡仁 30g，茯苓 30g，石斛 15g（先下），煨葛根 15g，陈皮 6g，砂仁 3g（打碎，后下），炒稻芽 15g。7 剂，每日 1 剂水煎服。另取西洋参 30g，每日 6g，泡水代茶服。忌食生冷辛辣油腻及甘甜厚味。

二诊（4 月 18 日），患者云上次诊后按处方先取 7 剂，药未服尽又不慎跌伤，因行走不便，不能按期就诊，遂按原方又连取 2 次，共服 20 剂，大便次数逐渐减少。今泻止每日大便一次，有时稍干，仍乏力，消化欠佳，腹胀，下午时发急痛，足跟痛，舌红少苔，脉细滑。治以党参 15g，麦冬10g，五味子 3g（打），炒白术 10g，炒山药 12g，枸杞子10g，陈皮 10g，砂仁 3g（打碎，后下），炒稻芽 15g，茯苓20g，炒白芍 12g，炙甘草 3g。续服 10 剂，以善其后。

【按语】本案患者年过花甲，因年老体弱，脾虚津亏，导致消化不良与便秘。前医用药失误，连投大量槟榔及苦寒润下之品，遂致再伤脾胃，水泻不已。水泻日久不愈，必既伤气又伤阴，引发案中初诊所述诸症。颜师认为治疗本案在法则上要抓住三点，一是将健脾益气止泻放在首位，只有脾气健运，泄泻停止，才使化源充足，气阴得补；二是兼以养阴，补充当下已亏之胃阴，促进脾运早日复常；三是佐以和中开胃，使补而不滞，充分发挥药效。在选药上要做到，重用甘温益气健脾，但不宜用过于温补的人参等，以免燥热伤阴；兼以甘寒养阴，但不宜投用滋润滑肠的麦冬、玄参等，以免加重泄泻。颜师据此精心选药组方，主以生黄芪、党参、炒白术、炒山药、建莲子肉、炒苡仁、茯苓、煨葛根等健脾益气、升阳止泻；兼以石斛、西洋参益气养阴；佐以少量陈皮、砂仁和大量炒稻芽和中开胃。如此巧妙配伍，既甘温健脾益气止泻，又不滞气碍胃或燥热伤阴；既甘寒养阴，又不滑肠通便，故连服数剂久泻渐愈。二诊患者虽大便恢复正常，而脾虚气弱阴亏之证仍未彻底治愈，且大便稍干，故颜师又投以党参生脉散加味，以巩固疗效。

泄泻 8 （肠易激综合征）

张某，男，38 岁，美籍华人。2001 年 6 月 20 日初诊。

每遇饮食失调或寒温不适，则腹痛便泄，已有数年，逐渐加重。形体消瘦，纳食甚少，不能工作。医院诊为肠易激综合征，疗效不佳，回国求治。刻诊腹部胀痛，时作时止，腹痛后大便溏泄不畅，带有黏滞之物，便后痛止，食欲不振。脉濡，按之弦细滑。舌苔根部黄腻。证属脾虚气弱，肝气乘脾，兼有湿滞。治以健脾舒肝，清化湿滞。药用炒白术 15g，陈皮 10g，焦三仙各 10g，炙甘草 6g，炒白芍 18g，木香 6g，炒薏苡仁 30g，防风 10g，黄连 3g，茯苓 30g。10 剂，每日一剂，水煎服。

二诊（7 月 1 日），药后腹痛便泄减轻，有时肠鸣。治宗原法，原方加砂仁 4g（打碎，后下），以理气开胃化湿。10 剂，每日一剂，水煎服。

三诊（7 月 11 日），药后腹痛止，纳增，大便每日一次，成形。自觉神倦，易汗，脉濡，舌质正常，苔薄白。说明肝脾渐和，而脾虚气弱、湿邪未尽。证属脾虚气弱夹湿。治以益气健脾除湿。药用炙黄芪 15g，茯苓 30g，砂仁 4g（打碎，后下），炒麦芽、炒谷芽各 10g，炒党参 12g，炙甘草 5g，炒薏苡仁 30g（打碎），大枣 6 枚（擘），炒白术 12g，陈皮 10g。20 剂，带回美国，每日一剂，水煎服。

2001 年 8 月来信云，药后纳可便调，体力恢复，已上班工作。再嘱其续服香砂六君子丸、补中益气丸，以健脾强体，巩固疗效。

2002 年 4 月来华，特来告知，病已完全康复，面色红润，早已停止服药。

【按语】初诊、二诊所用处方为《丹溪心法》痛泻要方合《兵部手集方》香连丸加味而成。本证腹痛便泻，病因为脾虚湿盛、肝气乘脾，故用痛泻要方。其中白术健脾燥湿，白芍平肝止痛，为治痛泻要药。陈皮理气燥湿，防风辛散胜湿，共助术、芍调肝脾，故为治肝脾失调、腹痛泄泻之良方。然，本例之泄泻，泻而不畅，且泄泻兼有黏滞之物，舌苔根部黄腻，均为兼有湿热积滞之象，故于痛泻要方中加香连丸，以清湿热、行气化滞；再佐以焦三仙之消食化滞，茯苓、薏苡仁渗湿健脾，炙甘草既助白芍止腹痛，又能调和诸药。诸药合用，共奏调和肝脾、清化湿滞之效。三诊虽痛泻止、便调，但神倦、易汗、脉濡，说明肝气乘脾与夹热之证虽除，而脾虚夹湿之征仍在，故改以健脾益气除湿为治。最后，再予补中益气、健脾祛湿之品，以善其后，终使迁延数载之顽疾得以痊愈。真可谓药证相当，效如桴鼓。

泄泻 9 (术后肠吸收功能障碍性腹泻)

朱某，女，75 岁，退休职工。

三年前因胰腺肿结行手术改道，术后体虚。去年又行胆囊切除术，术后即发溏泻。曾多方求治，未获佳效。刻下便溏日泻 2～6 次，伴见腹胀，晚饭后加重，倦怠乏力，食欲不佳，口干舌燥，饮水不多，舌嫩红，苔薄白腻，脉弦滑。腹部柔软，未触及包块，但有手术瘢痕。证属脾虚胃弱，湿滞阴伤。先治以健脾开胃，除湿行气。药用生白术10g，茯苓20g，炒苡仁30g，炒泽泻12g，车前子15g（包），大腹皮10g，陈皮10g，炒莱菔子10g（打碎），炒枳壳6g，鸡内金10g，焦三仙各10g，干荷叶10g。7剂。每日1剂水煎温服。忌食生冷油腻及辛辣黏滑之物。

二诊，食欲转佳，腹胀减，仍泄泻日数次，口干舌燥，苔薄白，倦怠乏力。治宗原法并养阴。原方去车前子、泽泻，加川石斛10g（先下），砂仁5g（后下），改生白术为炒白术，续进7剂。另嘱其自备西洋参60g，每日6g开水泡汁代茶饮。

三诊，每日大便1～2次，稠软不成形，腹胀满日消而夜微有，口干舌燥和倦怠乏力均减。原方去荷叶，再进7剂。嘱其药后若腹泻腹胀除可不必再诊，仍按原方再取7剂，隔日1剂水煎服，并注意调节饮食和忌口，以巩固疗效。

【按语】患者年高体弱，再加两次大手术，遂使脾胃虚弱，湿停阴伤，引发溏泻、腹胀等症。本案虚实夹杂，治疗难度较大，颜师治疗的经验是：首先将健脾开胃、行气除湿放在首位，自始至终投用白术、茯苓、苡仁、陈皮、大腹皮、枳壳、鸡内金、焦三仙等；其次是恰当投用养阴药，初诊不用，防其滋腻碍胃，二诊食欲增、腻苔退、腹胀减，知脾胃功能渐复，才加石斛、西洋参补阴；其三是补泄兼施，将补气药与行气药、补阴药与利湿药、健脾药与消导药同投一方，使补中有行而不滞腻，泄中寓补而不伤正；其四是缓调缓补，守方加减。如此圆机活法，遣药组方，哪有不效之理！

休息痢（慢性细菌性痢疾）

王某，女，31 岁，干部。1979 年 8 月 26 日初诊。

自诉去年 6 月痢（急性细菌性痢疾）后未愈，一年来经常腹痛，大便日行 2~4 次，质软夹有黏液，有下坠感，时轻时重，曾多方求治，效果不佳，近日又加重，遂来求诊。刻下除见上症外，又见矢气频作，倦怠乏力，食少，舌淡苔薄黄，脉弦缓。证属中虚湿滞，寒热夹杂，治以补中气，化湿滞，佐以温阳清肠。药用台党参 10g，焦白术 10g，炙甘草 5g，炒白芍 15g，当归 15g，淡苁蓉 15g，炒枳壳 5g，木香 10g，茯苓 10g，陈皮 10g，黄柏炭 10g，焦楂炭 10g。6 剂，每日 1 剂，水煎温服。忌食辛辣、生冷及油腻。

二诊，药后症状减轻，大便未见黏液，但矢气较多，下腹不舒，口干，舌淡苔薄黄，脉弦。原方去淡苁蓉，加黄芩炭 10g，炮姜炭 3g，改焦楂炭为焦三仙各 10g。续进 6 剂。

三诊，大便渐趋正常，已无腹痛和下坠感，纳增，矢气减少，唯时有倦怠乏力，舌淡苔薄白，脉缓。改以益气养血，健脾理气为治，药用台党参 10g，焦白术 10g，茯苓 10g，炙甘草 3g，当归 10g，炒白芍 10g，陈皮 10g，木香 5g，砂仁 5g（打碎，后下），清半夏 10g，再进 10 剂，并嘱药服完后可继服香砂六君子丸，进一步调养脾胃；平日饮食宜清淡，少肥甘，忌生冷黏腻，以巩固疗效。

大
医
精
诚
万
世
师
表

【按语】病家一年前曾患热毒血痢，因治疗不当，遂转为休息痢。下痢日久，虽中气被伤，而湿滞仍未尽，故见倦怠乏力，食少腹痛，日痢数次，质软夹有黏液，有下坠感。舌淡苔薄黄等，又为寒热夹杂之候。中医治疗休息痢的基本原则是：中虚有寒，治当温补；湿滞兼热，治当清化；虚实互见，又当通涩并施，至于孰多孰少，应视患者具体病证而定。观本案证属虚多滞少，寒多热少，故颜师初诊即投党参、茯苓、焦白术、炙甘草、当归、炒白芍补气养血，枳壳、陈皮、木香、焦楂炭、黄柏炭理气化湿消滞，又以淡苁蓉合当归温补润肠通滞，白芍合甘草缓急止痛，黄柏炭兼清肠热。如此用药，主次分明，全面周到，补泄适度，温清得当，进6剂即顿挫病势。二诊颜师根据下坠感减，矢气仍多，以及又见口干等症，调整用药，去温润通肠之肉苁蓉，加炮姜炭，改焦楂炭为焦三仙，意在增强温化湿滞；加黄芩炭，意在合黄柏炭增强清肠之力。三诊下坠感除，腹痛已，纳食增，大便渐趋正常，唯感倦怠乏力，是邪气几尽，正气未全复之兆。鉴此，颜师又投《古今名医方论》香砂六君子汤合归芍为治，意在补气养血，健脾理气，以善其后。此外，颜师在诊治的全过程中，始终嘱咐患者忌口和调节饮食等，亦为治愈本病提供了可靠保证。

便秘 1 (术后胃肠功能紊乱)

刘某，女，15岁，中学生。1993年4月19日初诊。

一月前因患急性阑尾炎而住院手术治疗，出院后便秘，

4~5 日一次。曾服西药治疗乏效，遂来求治。刻下除便秘外，又见食欲不佳，脘胀发堵，口干口苦，饮水多，喜食凉酸之物，乏力，月经正常。创口愈合良好，按切右下腹微痛，舌尖红，苔薄白微腻，脉滑数。证属热结便秘，脾虚湿滞。治以泻热通肠，化湿开胃，佐以健脾，药用熟军 10g，枳实 10g，全瓜蒌 30g，郁李仁 15g（打碎），佩兰 10g，砂仁 3g（打碎，后下），陈皮 10g，炒神曲 12g，炒谷芽 12g，生白术 10g。3 剂，每日 1 剂水煎服，忌食辛辣油腻，宜多食青菜。

二诊，大便仍干，3 日一行。纳增，脘胀减，食后嗳气，口微苦而干，舌红苔薄黄腻，脉弦滑。原方改熟军为生军 10g（另包，后下），去郁李仁、炒神曲，加决明子 30g（打碎），厚朴 6g，炒莱菔子 12g（打碎），清半夏 10g。续进 3 剂。

三诊，大便通畅，口苦除，仍脘痞发堵，纳欠佳，乏力。改为健脾化湿，开胃通肠。上方去生军、瓜蒌、厚朴，加太子参 15g，茯苓 15g，鸡内金 10g，续进 7 剂。

四诊，便干 3 日一行，纳增但乏味，乏力，口干，舌红少苔，上方去佩兰，加南、北沙参各 15g，石斛 12g（先下），火麻仁、郁李仁各 15g（打碎），续进 7 剂。并嘱其药后如便畅纳增可再服 5 剂，以巩固疗效。

一月后其母来就诊，云按嘱而行，今便畅纳佳，身体康健。

【按语】本案因术后胃肠功能紊乱所致，属中医便秘。初诊证属热结胃肠，脾虚湿滞，颜师以熟军、枳实、瓜蒌、郁李仁泻热通肠，佩兰、砂仁、陈皮、炒神曲、生白术、炒谷芽健脾化湿开胃。药后虽纳增、脘胀减，而便仍干，口仍微苦，故二诊颜师将熟军易为生军后下，将郁李仁改为决明子，并去炒神曲加厚朴、炒莱菔子、清半夏等，以增强药力。三诊便通畅，口苦除，乃热结去除之象，故颜师改为主以健脾开胃化湿，佐以通肠，遂去方中瓜蒌、生军、厚朴，加茯苓、太子参、鸡内金。四诊，便秘复现，且伴口干、舌红少苔，知湿去证兼阴伤肠燥，若再用苦寒通泻之大黄等，岂不再伤阴液，故颜师去佩兰，加南、北沙参、石斛、火麻仁、郁李仁，以滋阴润肠通便，药后果收良效。

便秘 2 （老年习惯性便秘）

王某，男，65 岁，退休职工。1993 年 11 月 8 日初诊。

便秘数年，时而发作，从去年始加重，每每便结如球状，难以排出，3～5 日一次。食润肠药好转，停则依然如故。西医诊为老年习惯性便秘，经中西药多方治疗乏效，遂来求治。刻下伴腹胀，按之胀憋加重，难出虚恭，乏力，纳呆，饮食乏味，晨起口干，头晕，失眠，尿频，舌暗红，苔薄腻色灰而干，脉弦滑。既往曾查出前列腺肥大，无药物过敏史。证属精亏血虚肠燥，脾虚气滞夹热。治以益精血润肠燥，健脾行气通便，佐以清热。药用当归、生首乌、黑芝麻、柏子仁、郁李仁（打碎）各 15g，生白术 20g，枳实10g，槟榔 12g，全瓜蒌 30g，陈皮 10g，丹参 15g。7 剂，每日 1 剂水煎服。忌食辛辣热物，宜多食新鲜瓜菜水果等多纤维滑肠食品和适当活动锻炼。

二诊，服药至第五天腹胀减轻，大便变软，日行一次，头晕、失眠也减轻，唯纳食乏味，乏力依旧。上方去丹参加决明子30g（打碎），藿香10g，并增生白术至30g。续进7剂。

三诊，头晕已，纳食转佳，大便先硬后软，每日1次，仍腹胀，下午重。上方去枳实、郁李仁、槟榔、藿香，加枳壳10g，肉苁蓉15g，大腹皮12g，砂仁3g（打碎，后下）。续进7剂。

四诊，伴腹胀，心烦，晨起口干。舌发木，苔白厚腻。脉浮取大，沉取细无力。复投二诊原方并加丹参15g，再进10剂。嘱其药后便秘除，可续服10剂，并注意饮食和适当锻炼。

数月后患者来告，按嘱服药锻炼，今大便不干，日一行，偶有便秘通过调整饮食可以缓解。

【按语】本案属老年性便秘，颜师认为其病机有三。一为年老体衰，精血亏虚，润肠之力减弱；二为脾虚气滞，运化失灵，输布津液与推动糟粕乏力；三为燥结日久化热，热反伤津，加重燥结，引发他症。治疗应当主以补精血、润肠燥，兼以健脾行气，佐以清热。万不能但见燥屎如球数日一次及口干等热结之象，即投以大量硝黄等苦寒攻伐之品，以免再伤其津，加重燥结。颜师以此为宗旨立法组方，并随证化裁，终收显效。同时颜师还认为，适宜的饮食和适当的锻炼，是治愈便秘的重要措施，故颜师在对患者进行药疗的同时，反复嘱告患者多食新鲜瓜菜和适当运动，以促进胃肠蠕动，提高和巩固疗效。

在本案治疗中，颜师用药颇有特点。首先针对肠燥秘结之主证，选用生首乌、当归、黑芝麻、柏子仁、郁李仁、肉苁蓉等大量益精血、润肠燥、缓通便之品。其次针对脾虚气滞夹热之兼证，选用健脾行气清热药时，亦注意润肠通便，如用大量生白术，是因其既善健脾益气，又能润肠通便；用枳实（或枳壳）、槟榔，是因其既行气又通便；用全瓜蒌和决明子，是因其既清热又润肠通便，且力缓无伤正之弊。如此突出重点，配伍有度，再加饮食调节，遂收病愈之效。

脾胃虚弱 <small>(消化不良)</small>

颜某，女，30岁，干部。

素体较弱，时感疲倦少力。近日又见纳食不运，大便稀溏，时而形寒自汗。舌淡少苔，脉缓。证属脾胃虚弱，营卫失和，治以健脾胃，和营卫。药用炙黄芪24g，炒党参10g，焦白术15g，茯苓15g，炙甘草3g，陈皮10g，砂仁5g（打碎，后下），桂枝5g，炒白芍10g，生姜3片，大枣6枚（拍碎）。6剂，每日1剂水煎温服。忌食生冷油腻及辛辣，宜食清淡易消化之品。药进诸症均减，效不更方，原方再进6剂，诸症悉除。

【按语】脾主运化为后天之本，胃主受纳能腐熟水谷。患者平素体弱，脾虚中气不足，故时感疲倦少力。日久虚及中阳，病情加重。中气中阳亏虚，腐熟运化不力，故纳食不运，大便稀溏，舌淡苔少；阳虚卫表失固，风邪夹寒客于肌表，致使营卫失和，故又见形寒自汗，脉缓。颜师标本兼顾，以《太平惠民和剂局方》四君子汤合《伤寒论》桂枝汤加味为治，恰中病的。方中炙黄芪补气健脾固表，炒党参、茯苓、焦白术、炙甘草益气补中，桂枝、炒白芍、生姜、大枣和营卫健中阳，再加陈皮、砂仁温中理气开胃，诸药相合，既补脾胃，健中阳，又和营卫，且不壅滞，仅服十二剂即使诸症悉平。

胸痹 1（疑似冠心病）

李某，男，52 岁，干部。1993 年 12 月 6 日初诊。

胸闷憋痛三年，劳累加重。数日前因伴心慌心悸而住院治疗，心电图及血脂检验等基本正常。经数日治疗症状缓解，遂出院继续服药治疗。近日诸症加重，遂来就诊。刻下除见上症外，又伴见畏寒，多汗，乏力，颈项不舒，口干口苦，纳佳，尿黄，大便正常。舌暗红，苔薄腻，脉弦滑。既往体健，去年 8 月曾因十二指肠球部溃疡出血而住院治疗。无药物过敏史。证属气虚血滞，痰阻心脉，治以益气活血，豁痰通脉。药用生黄芪 15g，红参须 6g，五味子 5g（打碎），丹参 30g，红花 6g，生山楂 15g，瓜蒌 15g，薤白 10g，远志 10g，降香 5g，茯苓 20g，生葛根 30g。7 剂，每日 1 剂水煎服。忌食辛辣油腻，宜清淡并舒畅情志，劳逸适度。

二诊，心悸已，胸闷憋痛明显减轻，晚间已不出汗，尿已不黄。仍心慌气短乏力，并见口干咽干，饮水不多，舌面少津。证属气阴两虚，痰瘀阻脉。上方去红参须、远志、茯苓，加南沙参 12g，麦冬 10g，续进 7 剂。另处生晒参、三七粉各 20g，将生晒参研极细，并与三七粉混匀，每服 1~2g，每日 2 次。

三诊，胸闷憋痛未发，自汗亦减少。近2日因未午睡又致心慌失眠，舌苔薄少。治以益气养阴，通脉安神，上方去瓜蒌、薤白、降香，加远志10g，茯苓20g，夜交藤30g，炒枣仁15g（打碎），生龙骨、生牡蛎各30g（打碎，先下）。续进7剂。

四诊，药后胃痛，自己去掉生龙骨、生牡蛎后痛止。刻下唯口干，余皆正常。上方去麦冬，加太子参、玉竹各15g，续进10剂。并嘱患者注意调节饮食，情志及起居，切勿着急及过劳。患者十分高兴，再三致谢。

1996年3月，患者又来就诊，云二年中诸症未发，近因劳累与感冒又发胸闷，再投以益气化瘀、豁痰通脉之药数剂，诸症顿失。

【按语】颜师认为本案患者因多年劳累及饮食失节所致，辨析临证所见，当属本虚标实。所谓本虚即气虚阴虚，所谓标实即痰瘀阻脉。既然病机为虚、痰、瘀，治疗就当从补虚、豁痰、祛瘀三方面入手。然而这只是总原则，具体应用时到底以何为主，还应根据各诊的症状，灵活变通。初诊气虚痰阻血瘀显著，阴虚之证不明显，颜师即治以益气活血、豁痰通脉，故方用补气行滞的生芪、参须，活血化瘀的丹参、红花、生山楂、降香、生葛根，豁痰通脉的瓜蒌、薤白、远志，并佐以滋阴宁心的五味子、茯苓。二诊阴虚诸症显见，颜师又补气养阴并重，在原方基础上去茯苓、远志、参须，加生晒参、南沙参、麦冬，并合生芪、五味子，以增强补气养阴之力。三诊痰浊阻脉之症顿失，除虚、瘀诸症外，又见心神失养诸症，颜师即改为益气养阴通脉安神，故去瓜蒌、薤白、降香，加远志、茯苓、炒枣仁、夜交藤等。

四诊诸症基本消失，唯见口干，颜师守方进剂，但虑麦冬滋腻润肠，久服恐碍胃滑肠，故去之，并加平补气阴的太子参和滋阴强心而药力平和的玉竹，以图既增补气养阴之力，又不滋腻碍胃。

此外，患者云服三诊方后引发胃痛，而去掉方中的生龙牡再服则痛不发。据此推测导致胃痛的药物当为龙牡。既往曾有因服龙牡引起过敏痒疹之报道，而引发胃痛，尚未见到。是否亦属过敏所致，不敢妄断，特存疑待考。

胸痹 2 (冠心病)

叶某，女，68 岁，退休干部。1994 年 2 月 28 日初诊。

去年四月查出心肌供血不足，被确诊为冠心病。用中西药治疗多时乏效，遂来求治。刻下胸闷，心前区阵发性隐痛，心慌心烦，气短，乏力自汗，眠差多梦，胸背发凉，气色欠佳，口苦口干，牙痛，纳可，饮水不多，无痰，二便正常。舌暗红少苔，脉细而数。无药物过敏史。证属气阴两虚夹瘀。治以益气养阴，宁心通脉。药用南、北沙参各 15g，麦冬 10g，五味子 6g（打碎），玉竹 15g，赤白芍各 10g，丹参 15g，茯苓 20g，炒枣仁 15g（打碎），远志 6g，煅牡蛎 30g（打碎，先下），浮小麦 30g，炒谷芽 12g。7 剂，每日 1 剂水煎服。忌食辛辣油腻。

二诊，虚汗止，胸闷心慌等减轻，心前区痛只发一次，仍眠差梦多，心烦，牙痛，舌脉同前。原方去浮小麦、煅牡蛎，加夜交藤、生龙牡（打碎，先下）各 30g。续进 10 剂。

三诊，牙痛已，气色及睡眠好转，又时有虚汗，晨起口苦，纳佳，舌脉同前，原方去炒谷芽，加生黄芪12g，丹参增至24g，续进20剂

四诊，停药一周后，又来就诊。云上方服完心前区痛未发。二天前因感冒而引发心痛一次。刻下胸闷痛，心悸，汗出，口干，失眠，纳差。二便调，舌暗红，苔薄黄腻，脉弦细数。证属气阴两虚，夹瘀夹湿。治以益气养阴，宁心通脉，佐以祛湿。药用南沙参12g，玉竹15g，五味子5g（打碎），百合10g，丹参24g，郁金10g，茯苓20g，炒枣仁15g（打碎），远志10g，夜交藤30g，生苡仁30g。

五诊，药进10剂，眠佳，心痛未发，纳佳。上方加麦冬10g，连进10剂。煎服法及忌口同前。

六诊，药后诸症悉除，原方再取15剂，5剂煎服，10剂制成滋膏剂，每日服2次，每次一汤匙，以巩固疗效。

【按语】本案胸痹诸症是由气阴两虚夹瘀所致，颜师治疗主以益气养阴，兼以通脉宁心。如此则气足阴盈，脉通神安，诸症悉除。颜师治疗本案在用药上非常有特色，特色之一是益气养阴选用南、北沙参，玉竹、五味子、百合、麦冬、生苡等药力平缓之品，以防滋补过腻而伤脾胃。之二是活血通脉选用凉散之赤芍、丹参、郁金，而不用温散之川芎、红花等，以免温燥助火伤阴。之三是养心宁神药在方中比例较大，仅初诊方就占半数之多，如此既可使患者的神府得以充分休息，早日消除心慌失眠等心神失养诸症；又可缓和患者的情绪，以免心情持续紧张加重病情。之四是加减用药考虑周全，如初诊、二诊均有牙痛口苦，乃阴虚虚火上炎之兆，故投能滋阴清热的麦冬；又如初诊自汗乏力气短为气

虚之兆，本当选补气行滞的生芪，然其能升阳助火，故改用敛汗且不升阳助火的浮小麦，待三诊虚火除、牙痛已方用。之五为结合现代药理研究选药，如玉竹一药除滋阴力缓不敛邪外，又有强心作用，故方方选用。之六为合理应用剂型。病情较重即以汤剂为治，以求急效；病情好转，症状大部消失，即以膏滋为治，以图缓效。

胸痹 3（冠状动脉狭窄、心肌缺血、心绞痛）

花某，男，44 岁，干部。1992 年 1 月 27 日初诊。

既往体健，1990 年八九月间因工作劳累着急，突发胸闷气短，心前区痛。随即住院治疗，诊断为冠状动脉狭窄，心肌缺血，心绞痛。经中西医治疗诸症基本消失而出院。近日复发，症见心前区隐痛，向左腋下放射，胸闷气短，乏力，微咳有痰，口干，纳食及二便正常。两肺呼吸音正常，心率 80 次/分，律整。舌体胖质暗，有瘀斑，苔白腻，脉细滑。无药物过敏史。证属痰瘀互结，痹阻心脉，兼以气虚。治以宽胸涤痰，活血化瘀，通脉止痛，兼以益气。药用全瓜蒌 30g，薤白 12g，法半夏 10g，陈皮 6g，茯苓 15g，郁金 12g，川芎 10g，红花 10g，赤芍 15g，丹参 30g，降香 6g，太子参 15g，7 剂，每日 1 剂水煎服。宜多食青菜，忌食油腻和暴食，戒烟酒，畅情志，慎房事，勿过劳。

二诊，诸症若失，唯见背沉气短，舌苔转薄，原方去陈皮加元胡 10g（打碎），去太子参加生芪 12g，续进 7 剂。

三诊，唯觉乏力，心前区时有不适，原方生芪增至 20g，续进 7 剂。

四诊，唯觉乏力，余症基本消失，原方再增生芪至 24g，并去半夏加五灵脂 12g（包），连进 10 余剂，诸症悉除。

一月后患者因着急又发胸闷气短，但不痛。仍以上方加减进剂，共进 10 余剂，诸症霍然而失。并嘱其谨守宜忌，适当锻炼，口服愈风宁心片，以巩固疗效。随访半年心前区痛未发。

【按语】患者进入中年，发病前已患冠状动脉狭窄症。因无明显体征，故未引起注意。终因劳累着急而诱发心绞痛、胸闷气短等症，显属中医胸痹证。经住院治疗，虽症状好转，而隐患犹在，近日复发即为明证。按中医理论辨析患者的病症，可知痰浊与瘀血互结痹阻心脉是发病的根本原因。故颜师初诊即以瓜蒌、薤白、半夏、陈皮、茯苓等宽胸涤痰，川芎、红花、丹参、赤芍、郁金、降香等活血化瘀，并贯穿于治疗的始终，为痰瘀的消除，疾病的治愈奠定了基础。二诊、四诊因痰浊渐减，血瘀仍在，故又分别将陈皮易元胡、法夏易五灵脂，以增强化瘀止痛之力。其次，久病和投用大量辛散苦燥活血涤痰之药必伤正气，血行又有赖于气的推动，而且本患者已有乏力等症，故颜师又在方中少加益气之品，以扶正护正祛邪。初诊痰瘀势旺，故投平补太子参，以防因扶正而敛邪；二诊、三诊痰瘀势挫，遂将太子参易为既补气力强又兼行滞的生黄芪，并随痰瘀的渐减而逐步加量，希冀增强补力和促进血行两相兼顾。此外，在每诊方中颜师又精心选择兼有行气作用的药物，如郁金、陈皮、延胡索、降香等，且每方均占半数以上，此又为促进痰消瘀散创造了条件。

胸痹 4（主动脉瓣钙化、关闭不全、左室扩大）

马某，女，67岁。2006年4月27日就诊。

20年前因心前区疼痛，即被确诊为主动脉瓣钙化、关闭不全，左室扩大、肥厚、顺应性减低。刻下胸闷，心前区阵发疼痛，心慌，心悸，气短，乏力，多汗，头胀，口干而不欲饮，纳可，眠差，多梦，下肢微肿，小便微黄，大便尚调，血压165/75mmHg。舌红少苔，脉弦细。证属瘀血阻脉，气阴两伤，心神失养。治以活血通脉，益气养阴，养心安神。方以经验方冠心二号方合《医学启源》生脉散加减，药用丹参300g，赤芍150g，川芎150g，红花120g，苏木100g，降香60g，生黄芪150g，党参120g，麦冬150g，玉竹150g，五味子100（打碎）g，炒枣仁180g（打碎），夜交藤200g，远志60g，茯苓150g，茯神150g，炙甘草60g。

上药配齐后，依法煎煮3次，滤汁，去滓，浓缩，再加入蜂蜜500g，文火收膏，以滴水成珠为度，敞口瓷罐或玻璃瓶收储，密封，置低温处备服。每次1汤匙，温开水化服，早晚各一次。忌食辛辣、油腻、干果、煎炸之物，感冒或消化不良时停服。要畅情怀，忌气恼。

连服2剂，诸症显著缓解。

【按语】本例患者主动脉瓣钙化、关闭不全，左室扩大等20年，通过辨析其临床症状，病当属中医胸痹之范畴，其证当属瘀血阻脉，气阴两伤，心神失养。胸闷、心前区阵发疼痛、下肢微肿、头胀、脉弦等，乃瘀血痹阻脉络、气机运行不利所致；气短、乏力、多汗、口干而不欲饮等，乃年高病久、气阴两伤所致；心慌、心悸、眠差、多梦，乃瘀血阻脉、气阴两虚引发心神失养所致。治当活血通脉，益气养阴，养心安神。颜师以经验方冠心二号方合《医学启源》生脉散化裁为治，恰中肯綮，故收效显著。

方中重用苦泄微寒、善活血化瘀的丹参，再配以苦泄微寒而善活血化瘀的赤芍，辛温行散而善活血通经、祛瘀止痛的红花，平凉行散而善活血通经止痛的苏木，辛香温散而善活血行气的川芎、降香等，不但活血通脉止痛功著，而且寒温适中。党参甘平，善补气养血生津；麦冬甘而微寒，善养阴生津、清心安神；五味子酸温补敛，善益气滋阴、止汗安神；玉竹甘平，善养阴益心；生黄芪甘温补升固利，善补气生津、固表行滞、利尿消肿，五药相合，既补气养阴，又固表止汗，且兼行滞与消水肿。炒枣仁甘平，善养心益肝安神；夜交藤甘平，善养心安神通络；远志辛散苦泄温通，善宁心安神；茯苓、茯神甘淡而平，善宁心安神、健脾利水消肿，五药相合，既养心安神、利水消肿，又兼通经络。蜂蜜合炙甘草，既赋形矫味，又补气和药。诸药相伍，将活血化瘀与补气养阴融为一体，实有活血而不伤正、扶正而不留瘀之妙。如此，胸痹诸症显著缓解之效自可取得。

胸痛（结核性渗出性胸膜炎）

王某，女，27岁，工人。

既往体健，三个月前患结核性渗出性胸膜炎，先时发热，右胸肋痛，不能转侧。经注射链霉素、口服雷米封等抗结核西药治疗，虽热退，但 X 线透视右胸腔仍有积液，且吸收缓慢。现已停用链霉素，只口服雷米封等西药，欲配服中药，促进疗效，故来求诊。刻诊右胸肋时痛，不能转侧，纳可，大便稍干，尿微黄。月经按期而行，但量少。苔黄腻，脉弦滑。患侧胸廓无明显体征。证属湿热痰饮内聚，肺肝气机不畅。治以化痰利湿清热，疏肝理肺化瘀。方用柴胡陷胸汤加减。药用柴胡 6g，淡黄芩 10g，清半夏 10g，枳壳 10g，桔梗 6g，全瓜蒌 24g，广郁金 12g，丹参 24g，泽泻 12g，猪、茯苓各 10g，车前子 10g（包），生薏苡仁 30g。3 剂，每日 1 剂水煎 2 次，合对分服。服时与西药间隔 1 小时。忌食辛辣油腻及鱼腥发物。宜畅情志，免着急生气。

二诊，药进胸肋痛止，二便正常，纳可，原方再进6 剂。

三诊，前日去医院透视检查，积液渐被吸收，唯觉乏力，时感胸闷微痛，纳可，便稠，舌苔中根黄厚，脉沉滑。证属痰热未尽，气机尚欠通畅，再拟原方加减，药用全瓜蒌 30g，淡黄芩 10g，清半夏 10g，陈皮 6g，茯苓 20g，丹参 24g，郁金 10g，桔梗 6g，枳壳 6g，泽泻 10g，生苡仁 30g，通草 5g。续进 6 剂。

四诊，胸腔积液基本吸收，遂进健脾理气之品，巩固疗效。并嘱患者继服雷米封一年，每隔 3~6 个月做一次 X 线检查，连续四年，如有异常及时治疗。

【按语】本案为结核性渗出性胸膜炎，初时右胸腔积液，并伴发热，右胸肋痛。经西医治疗，虽热退而积液未被吸收，胸肋作痛较甚。初诊又见舌苔黄腻，脉弦滑，不能转侧，知为湿热痰饮内聚，肺肝气机不畅所致。颜师治以中西医结合之法，一面让患者继服抗结核西药，抗抑结核杆菌；一面用中药化痰利湿，清热理气，化瘀止痛。如此珠联璧合，对因治疗与整体治疗并施，使胸腔积液仅用半月之时得以消除。柴胡陷胸汤首出《重订通俗伤寒论》，原为治少阳证，又兼胸膈痞满，按之痛所设，本案中医辨证与是方主证相似，故颜师选之。是方长于和解开降，短于化痰利湿，而本证的治疗重在利湿化痰清热，兼以疏肝理肺化瘀，故颜师对其进行了合理加减。首先，继用半夏、黄芩，改瓜蒌仁为全瓜蒌，加泽泻、猪苓、茯苓、车前子、生苡仁，以增化痰利湿清热之力；其次，继用柴胡、桔梗，改枳实为枳壳，加郁金、丹参，以疏肝理肺，化瘀止痛；其三，因本患者热象不甚，且黄连大苦大寒，易伤胃气，生姜汁辛温走窜，与本案治疗相悖，遂一并去之。

心悸 1

程某，男，52 岁，干部。

初诊自诉时发心慌心悸，头晕，甚则跌到，继则乏力，畏寒，肢冷。夜寐欠安，食欲较差。心电图基本正常。舌质淡胖，苔薄，脉沉细而数，证属心阳虚、心气虚，心神不宁，兼脾胃虚。治以助心阳，补心气，宁心神，佐以健脾胃。药用生黄芪 15g，党参 10g，炙甘草 3g，小麦 30g，炒枣仁 20g（打碎），柏子仁 15g，茯神 15g，炙远志 10g，桂枝 6g，陈皮 6g，生姜 3 片，大枣 10 枚（拍）。6 剂，每日 1 剂

水煎服。忌食生冷油腻，晚间忌饮茶，少食辛辣，按时
起居。

二诊，药后诸症未减，原方去生姜，加生牡蛎 30g（打
碎，先下），鸡内金 10g。续进 6 剂。

三诊，药后纳增，眠转佳，畏寒除。唯时感心慌心悸，
肢软，气短乏力，舌质淡胖，脉同前，再拟原方加减，药用
生黄芪 20g，党参 10g，炙甘草 3g，五味子 5g（打碎），茯神
10g，炒枣仁 20g（打碎），远志 10g，柏子仁 10g，龙眼肉
10g，陈皮 10g。隔日 1 剂，水煎服，连进 14 剂，诸症基本
消失。嘱其畅情志，慎起居，调饮食，以巩固疗效。

【按语】中医认为引发心悸的原因很多，一般认为有心
虚胆怯、心血亏虚、阴虚火旺、心阳不振、水气凌心、心血
瘀阻等。本案心悸是因心阳不振、心气虚所致，正如《伤寒
明理论·悸》所云："阳气内弱，心下空虚，正气内动而
悸。"颜师抓住根本，谨按助心阳、补心气、宁心神之法，
守方连进数十剂，终获良效。初诊用桂枝、远志助心阳；生
芪、党参、小麦、炙甘草、大枣益心气；炒枣仁、柏子仁、
茯神合大枣、远志养心安神；陈皮、生姜合大枣等健脾开
胃。二诊药效平平，遂去生姜加生牡蛎、鸡内金，以增宁心
开胃之力。三诊眠佳，纳增，畏寒大减，说明心阳渐复，脾
胃得健。而时感心慌，气短乏力等，知心气仍当继续扶持，
故又去鸡内金、牡蛎、小麦等，加五味子、龙眼肉，并增黄
芪量至 20g。如此心阳振奋，心气充足，心神得养，诸症何
虑不除！

大医精诚万世师表

心悸2 （房性早搏）

肖某，女，36岁，干部。

一年来心慌气短，时有心悸自汗，大便干，六七日一行，下肢肿。舌质暗，苔薄腻，脉结代。证属心气心血不足，水湿停滞。治以益心气，养心血，宁心神，佐以利水湿。药用生黄芪30g，白茯苓30g，生苡仁30g，赤小豆30g，柏子仁15g，火麻仁15g，炒枣仁15g（打碎），全当归15g，炒白芍10g，浮小麦30g，生牡蛎30g（打碎，先下），远志10g。6剂，每日一剂水煎服。忌食辛辣生冷。

二诊，药后诸证均减，原方继服6剂。

三诊，药后便软，日行一次，下肢肿消，自汗止，唯偶有心慌心悸。嘱其继服柏子养心丸，以善其后。

【按语】本案患者心气心血俱虚，遂致上述诸证。颜师以生芪、茯苓益心气，当归、炒芍药养心血，柏子仁、枣仁、远志、浮小麦、生牡蛎养心敛汗，火麻仁、柏子仁、当归润肠通便，赤小豆合芪、苓利水退肿。如此，心气得补，心血得养，心神得宁，水湿得除，诸证渐次向愈。

心悸3 （心肌炎恢复期）

黄某，女，37岁，干部。1992年3月26日初诊。

半年前曾患心肌炎，经治虽缓解，但仍时有心悸心慌，胸闷憋气，倦怠乏力，寐差梦多。心电图示心肌供血不足。服西药治疗效不佳，遂来求治。刻诊除见上症外，又见肢末发凉，晨起头晕不清，口干欲饮，偶有咽痒干咳。大便干二日一行。月经正常，白带多。舌暗红，中苔黄腻，脉细数。证属痰瘀阻脉，气虚内热，兼有肠燥。治以豁痰通脉，益气安神，清热润肠。药用全瓜蒌 30g，薤白 10g，丹参 15g，郁金 10g，香附 10g，夜交藤 30g，炒枣仁 15g（打碎），远志 10g，太子参 20g，生甘草 5g，金银花 12g。7 剂，每日 1 剂水煎服。忌食辛辣油腻，畅情志，勿过劳。

二诊，咽痒咳止，心悸胸闷见轻，仍便干，余如前。原方去远志、银花、生甘草，加炒枳壳 10g，生龙骨、生牡蛎各 30g（打碎，先下），竹茹 10g，丹参增至 30g，续进 7 剂。

三诊，胸闷虽减而胸痛时作，苔薄黄，余如前，原方去炒枳壳、香附，加当归 10g，远志 10g。续进 7 剂。

四诊，胸闷大减，心悸心慌偶发，口干，便干日一次，苔少。原方瓜蒌减至 15g，茯苓增至 30g，并加麦冬 12g，五味子 5g（打碎），续进 7 剂。

五诊，胸闷除，口干、白带减，身感有力，偶有心慌，便稍干。原方再进 10 剂，以巩固疗效。

【按语】本案心肌炎半载，经治虽缓解，但未康复。就诊时其症状以心悸心慌最为突出，故归为中医心悸病。颜师认为，本案主要病机为痰瘀阻脉夹虚夹瘀。其舌中苔腻，白带多，乃痰湿内停之兆；舌暗红，心肌供血不足，为瘀血之征。痰瘀互结，痹阻心脉，心失所养，气机不畅，故心悸心慌，寐差梦多，胸闷憋气；气虚夹痰湿，故倦怠乏力；气虚痰瘀，血运不畅，肢末失于温养，故发凉；咽痒，干咳，口干欲饮，便干，均为内热伤津灼肺之象。初诊颜师主以豁痰化瘀通脉，故投全瓜蒌、薤白、丹参、郁金等；兼以益气养心安神，故投太子参、夜交藤、炒枣仁、茯苓等；佐以清热，故投银花、生甘草。此外，又投香附，以行滞气促进痰瘀消散；瓜蒌又兼润肠通便。二诊去银花、生甘草，加炒枳壳、竹茹、生龙牡，并增丹参用量，意在增强祛痰化瘀安神之力。三诊胸闷虽减，而胸痛新见；虽热势减，而寐仍差，故去炒枳壳、香附，加当归、远志，以增强化瘀祛痰通脉安神之力。四诊诸症大减，唯口干、便干、脉细、苔少，知痰瘀渐去，其病机除气虚有热外，又有阴虚一面，故减瓜蒌用量，并加麦冬、五味子，意在合太子参共奏益气养阴之效。五诊原方再进，遂使诸症痊愈。

心悸 4 （窦性心律、偶发房性早搏）

王某，女，69 岁，退休职工。1993 年 5 月 6 日就诊。

两月来心慌心悸，气短乏力。既往曾发此病一次，西医通过心电图诊断为窦性心律，偶发房性早搏，经治半月而愈。此次西医诊断如前，经多方治疗乏效，遂来求治。刻下又伴心烦，急躁，眠差，口干而不思饮水，下肢微肿，按之微凹。纳可，便调。舌红苔薄白少津，脉细无力。证属气阴两虚，心神失养，兼水湿停滞。药用南沙参 15g，麦冬 10g，五味子 5g（打碎），生地 12g，丹参 12g，白茯苓 24g，炒枣仁 15g（打碎），远志 10g，生龙牡各 30g（打碎，先下），夜交藤 30g，生苡仁 30g，赤小豆 30g。3 剂，每日 1 剂水煎温服。忌食辛辣油腻及生冷。注意劳逸结合。

二诊，诸症依旧，乏力气短加重。细询其因，方知药后每日腹泻 2~3 次稀便。再问其既往曾有无脾胃病症，患者又补告曰：前云纳可便调不确，近年脾胃欠佳，平日不敢食凉及油腻，食则致泻。治以健脾益气，利湿止泻，佐以宁心安神，药用台党参 10g，炒山药 12g，茯苓 24g，远志 10g，煅龙牡各 30g（打碎，先下），五味子 5g，夜交藤 30g，炒苡仁 30g，炒泽泻 10g，煨木香 5g，陈皮 10g。3 剂。

三诊，腹泻止，心慌心悸及下肢微肿均减，睡眠转佳。唯乏力气短未除。治宗原法，仍以二诊方加减，其中党参增量至 12g，加炒白术 10g，莲子肉 10g；去煨木香，减炒泽泻用量至 6g。再进 7 剂。

后数日来告，药进诸症基本消除。嘱其服健脾丸、枣仁安神液，以巩固疗效。

【按语】患者因年高体衰而引发诸证，据其所诉症状，当属气阴两虚，心神失养，兼水湿停滞。然此次患病为继发，前医曾多次用药而乏效，再虑患者述症不确，误导诊治，故颜师初诊仅进三剂，意在投石问路。复诊诸症依旧，又见日泻数次，知药证欠合。颜师处变不惊，抓住此点，再度细询患者既往病史，方知其平日食凉及油腻即作泻，此乃脾胃虚寒之兆。今方中又用麦冬、生地黄等凉润缓通之品，故引发腹泻，亦为必然，泻则伤气耗阴，故气短乏力加重，余症不得缓解。据此，颜师立即调整治法，主以健脾益气，利湿止泻，佐以宁心安神，方中党参、炒山药、炒苡仁、茯苓、炒泽泻、陈皮、煨木香等健脾益气、利湿止泻；煅龙骨、煅牡蛎、远志、夜交藤、五味子合茯苓宁心安神；五味子合炒山药既益气止泻，又滋阴安神。诸药相合，恰中病的，故用三剂而收显效。三诊，泻止而余症均减，唯乏力仍在，知气虚未复，故仍以二诊原方加减为治，方中加莲子、炒白术，增党参用量，去木香，减泽泻用量，意在增强健脾益气宁心之功。诸药相合，脾健湿运，心宁神安，诸症得除。

心悸　吐酸　月经不调

王某妻，女，40岁，干部。1992年2月24日初诊。

心慌心悸五年，服西药效不佳。刻下又伴全身乏力，眠差。恶心，食少，腹胀，食后加重，嗳气吐酸。月经愆期，量多色暗有块，时有虚脱，末次月经2月5日，腹软，按之不痛。舌质淡，苔薄白，脉沉细。既往曾患阑尾炎，并行手术，右下腹有伤口，见血即休克。证属气虚血亏，肝气犯胃。治以补气养血安神，疏肝和胃制酸。药用生黄芪15g，党参10g，当归6g，五味子5g（打碎），炒枣仁15g（打碎），茯苓20g，炒白芍10g，吴茱萸1.5g，陈皮10g，生姜3片，大枣5枚（拍碎），煅龙骨、煅牡蛎各30g（打碎，先下），乌贼骨15g（打碎，先下）。7剂，每日1剂水煎服。忌食辛辣油腻及生冷。畅情志，勿着急生气。

二诊，药后诸症均减，停药3天。今月经将至，又见心慌心悸，胸闷，脘胀隐痛，急躁，叹息则舒。治以疏肝调经，和胃安神。药用香附、苏梗、陈皮、旋覆花（包）各10g，佛手6g，茯苓30g，炒枣仁15g（打碎），远志10g，生龙骨、生牡蛎各 30g（打碎，先下），丹参 15g，乌贼骨 15g（打碎，先下），益母草 10g。4 剂。

三诊，药后眠佳，经至有块，仍急躁，胸闷，心慌心悸，原方续进 7 剂。

四诊，月经过，脘胀隐痛基本消失。近日因着急又致胸闷加重，仍伴心慌心悸，嗳气吐酸，纳差，前日去医院检查，心电图示 S-T 段下移。证属胸脉痹阻，肝胃不和，兼心神失养。治以宽胸通脉，疏肝和胃，佐以宁心安神。药用全瓜蒌 20g，薤白 12g，丹参 20g，香附 10g，苏梗 6g，陈皮 10g，旋覆花 10g（包），生龙骨、生牡蛎各 30g（打碎，先下），乌贼骨 15g（打碎，先下），茯苓 20g，炒枣仁 15g（打碎），夜交藤 30g，7 剂。

五诊，药进胸闷大减，心电图基本正常，纳佳，二便正常，仍时有心慌心悸，脘中嘈杂，吐酸，乏力，腿软，治宗初诊之法，药用党参 10g，当归 6g，炒白芍 10g，吴茱萸 1.5g，旋覆花 10g（包），苏梗 6g，香附 10g，炒枣仁 15g（打碎），茯苓 20g，丹参 15g，生龙骨、生牡蛎各 30g（打碎，先下），夜交藤 30g，续进 7 剂。

六诊，药后心慌心悸除，唯食后脘胀，烧心，反酸，且月经将至，故又以疏肝和胃调经为治，药用刺蒺藜、炒白芍、香附、苏梗、陈皮、清半夏各 10g，佛手 6g，茯苓 20g，乌贼骨 15g（打碎，先下），生龙骨、生牡蛎各 30g（打碎，先下），益母草 15g。数月后其夫来告，上方连服 14 剂，余症基本消失，月经正常。

【按语】本案病情复杂，数病相兼，既有心慌心悸，又有月经不调，还有嘈杂吐酸。究其缘由，亦有多端，气血亏虚，经多经乱，肝气犯胃，三般相杂。治若守一，很难周全，顾此失彼，在所难免。颜师圆机活法，随证变化，灵活用药，终取效验。初诊离月经来潮还有时日，且证属气虚血亏，肝气犯胃，故将治疗重点放在补气养血，疏肝和胃，佐以安神。二诊三诊因适逢经前与经期，患者一派肝气犯胃、心神失养之兆，故治改疏肝和胃调经为主，仍兼以安神。四诊从宏观看虽月经过，脘胀减，但因情志变化又致胸闷痛加重，从微观看心电示 S-T 段下移，说明胸脉痹阻又升为主要矛盾，故以瓜蒌、薤白、丹参等宽胸理气、涤痰通脉之品为主组方治疗。五诊胸闷大减，心电图恢复正常，纳便正常，诸症与初诊所见相似，故又复以补气养血、疏肝和胃、安神为治。六诊心慌心悸基本消失，而肝胃不和诸症仍在，且又逢经期，故又改为疏肝和胃调经为治。如此耐心调治。诸病渐次痊愈。

眩晕 心悸（高血压、冠心病、心绞痛、心房颤动）

孙某，女，63 岁，退休职工。1992 年 3 月 16 日初诊。

患者体胖，平素易着急生气，自五年前始，时常头晕目眩，胸闷时发憋，心悸，气短，血压在 180/90mmHg 左右徘徊。西医诊断为高血压Ⅲ期，冠心病，劳力型心绞痛，心房纤颤。近因家庭琐事与家人生气，致使诸症加重，又因连服 4 盒黄连上清丸，致使大便溏泻，每日 3~4 次。刻下除见上症外，又见两颧微红，心慌，眠差，梦多，动则气短加重，腿肿，按则微凹，舌体胖，质暗红，中苔灰腻，脉结代来往不匀。既往从事高度紧张工作，无药物过敏史，亦无家族高血压史。证属肝阳上亢，气滞血瘀，心神失养，兼脾虚湿停。治以平肝潜阳，理气活血，养心安神，兼以益气健脾利湿。药用天麻10g，钩藤15g（后下），生赤芍、炒白芍各10g，石决明、生牡蛎、生龙骨各30g（打碎，先煎），怀牛膝15g，郁金6g，丹参15g，炒枣仁15g（打碎），夜交藤30g，茯苓30g，泽泻10g，生黄芪15g。7剂，每日1剂，水煎服。停服黄连上清丸，忌食辛辣油腻及生冷。

药后诸症均减，从二诊至七诊均据病情变化，以本方加减进剂，连服60余剂，终使头晕、目眩、胸闷发热、心悸等症大减，二便正常。

至第八诊（9月10日），除见口干口苦，乏力，心慌，眠差外，又见手心热，腹胀纳少等，且舌红苔少，脉结代中带细数。血压170/90mmHg。证属气阴两虚，心神失养，兼脉瘀湿停，脾虚胃弱。治以益气养阴，养心安神，佐以通脉利湿，健脾开胃。药用西洋参5g（另煎对服），麦冬10g，五味子3g（打碎），生龙骨、生牡蛎各30g（打碎，先煎），炒枣仁15g（打碎），茯苓30克，丹参15g，夜交藤30g，陈皮6g，炒枳壳6g，生苡仁30g，赤小豆30g，炒谷芽15g。续进7剂。

九诊，心慌已，头晕，口干口苦，气短出汗，腿肿均减轻，身感有力，唯余胸稍闷伴阵发性发热，纳少，纳后腹胀等。血压170/80mmHg。原方续进10剂。

十诊，胸闷发热，口干口苦，出虚汗等基本消失，纳增，腹胀、腿肿大减。舌红苔少，脉唯细弦无力，血压同上，仍少力眠差。上方去枳壳、炒谷芽，五味子增至4g，再进 10 剂，以善其后，并嘱其平日要畅情志，勿着急生气，按时起居，适当活动，以强健身体。

【按语】本案多病并发，虚实互见，颜师抓住主证顺应病情病机的变化，依据先去实后补虚和主兼并治的原则，对其进行分步辨治。第一阶段即从初诊至七诊，以去实为主兼以补虚。初诊患者既有肝阳上亢、气滞血瘀之实，又有气虚脾弱、心神失养之虚，故颜师在方中以天麻、钩藤、白芍、生龙牡、生石决明等平肝潜阳，郁金、丹参、赤芍等理气活血，牛膝活血通脉引热下行，炒枣仁、夜交藤、茯苓合并生龙牡、丹参养心安神，生芪、泽泻并合茯苓健脾益气消水肿。诸药相合，既可收平肝潜阳理气活血之功，又可显养心安神补气利湿之效。二诊之后，以此方为基础，随证加减，主兼并治，故收显效。第二阶段，即从八诊至十诊，以补虚为主兼以去实，患者经颜师数月调治。肝阳渐平，气血趋畅。此时气阴两虚、心神失养升为主证，兼证为湿停血瘀、脾胃虚弱，且见口苦口干、手心热等，知其还有内热，故颜师在八诊方中以西洋参、麦冬、五味子益气养阴清热，生龙牡、夜交藤、炒枣仁、茯苓等养心安神，丹参通脉安神，生苡仁、赤小豆并合茯苓健脾利湿，陈皮、枳壳、炒谷芽理气开胃。诸药相合，既益气养阴，养心安神，又通脉利湿，健脾开胃，还兼清热。九诊诸症改善，效不更方，原方续进。十诊纳增，腹胀腿肿减轻，知胃气渐复，滞气渐消，故去枳壳、炒谷芽再进数剂，以巩固疗效。

岐黄之术自有传承

眩晕1

焦某，男，62岁，退休干部。1992年1月20初诊。

头晕耳鸣半年余，重时晕倒，时而寐差。曾多次求医，疗效不著。刻下伴心慌心悸，气短乏力，劳累后加重，口干。二便正常。舌淡红少苔，脉细弱。既往体健，无药物过敏史。证属气阴两虚，兼虚阳上亢。治以益气养阴，潜阳安神。药用西洋参5g（另煎对服），麦冬10g，五味子5g（打碎），生地黄15g，玉竹15g，阿胶珠10g，炙甘草6g，炒枣仁15g（打碎），生龙骨、生牡蛎各30g（打碎，先下），夜交藤30g，磁石30g（打碎，先下）。7剂，每日1剂水煎温服。忌食辛辣油腻，宜畅情志，适劳逸。

二诊，头晕耳鸣基本消失，纳增，眠佳，心慌心悸减轻，口仍干，舌淡红，苔白少，脉细，强弱不匀，原方加茯苓20g，远志6g，再进10剂。并嘱其药进后可续服西洋参生脉液，每次10mL，日2次，以巩固疗效。

【按语】颜师认为本案患者是因气阴两虚兼虚阳上亢所致。气短乏力，劳累后加重，为气虚之征；口干，舌淡红苔少，脉细弱，是阴虚之兆；气阴两虚，心神失养，故心慌心悸，时而寐差；气虚清阳不升则脑失所养，阴虚阴阳失衡则虚阳上亢，故头晕耳鸣，重时晕倒。颜师用药精当，配伍严谨，方以西洋参、麦冬、五味子、玉竹、生地、阿胶珠、炙甘草益气养阴；以生龙骨、生牡蛎、磁石、炒枣仁、夜交藤、远志等平肝潜阳，养心安神。诸药相合，标本兼顾，效专力宏，故仅进 10 余剂，即使缠绵半年之疾得以向愈。

眩晕 2 （雷公藤中毒症、肾小球肾炎）

胡某，女，36 岁，保险公司职员。1993 年 5 月 31 日初诊。

一年前即腿肿发沉，未引起注意。三个月前去某医院就诊，确诊为肾小球肾炎，尿蛋白（+++），红细胞 150 个高倍视野。在用常规治疗乏效的情况下，他医让其口服雷公藤多苷片。服用月余，症状改善，尿蛋白降为+，红细胞 50/高倍视野。开始无不良反应，近日头晕恶心欲吐，卧则轻，起立则重，遂来就诊。刻下又伴急躁，口苦，咽干，有黏痰。大便秘结难下，3～4 日一行。尿黄偏少，无灼热感。腿软，眠差，月经准而量少。血压 140/85mmHg。按切其腹柔软，肝脾未触及，叩击肾区，微有不适。下肢微肿，按之微凹。舌质暗，舌苔微黄，中部腻，脉弦细。证属肝阳夹痰浊上扰，兼有肠燥便秘，治以平肝降逆，清利痰浊，兼以润肠通便。药用天麻 10g，钩藤 20g（后下），夏枯草 12g，刺蒺藜 12g，生龙骨、生牡蛎各 30g（打碎，先下），生赤芍、生白芍各 10g，桑寄生 30g，炒杜仲 10g，清半夏 10g，泽泻 30g，茯苓 30g，生白术 15g。3 剂，每日 1 剂水煎 2 次，合对分 2 次服。忌食辛辣油腻及鱼腥，宜低盐饮食，停服雷公藤多苷片。

二诊，恶心欲吐已，头晕减，唯头沉发胀口干黏，喉中有痰，纳佳，便干，血压 110/70mmHg。原方去刺蒺藜加佩兰 10g，决明子增至 45g，4 剂。

三诊，头晕基本消除，唯看电视，平卧仍感晕。喉中已无痰，口干黏减，纳佳，欲饮水，腰痛背沉，梦多，大便已不干仍数日一行。血压同前。证属肝肾亏虚，肝阳上亢，兼有肠燥。治以补肝平肝，益肾强腰，佐以润肠通便。药用干地黄 18g，枸杞子 10g，生白芍 12g，当归 6g，牛膝 15g，桑寄生 30g，川续断 15g，炒杜仲 10g，菊花 10g，天麻 6g，钩藤 15g（后下），生牡蛎 30g（打碎，先下），茯苓 20g，决明子 30g（打碎）。

四诊，药进 7 剂后，头晕未发，口干黏大减，唯腰痛背沉，腿无力微肿。月经昨至，量偏少，大便不畅。五天前曾去医院复查，尿蛋白++，红细胞 0～10/高倍视野，原方去干地黄、枸杞子、天麻、钩藤、生牡蛎、决明子、炒杜仲，加益母草 15g，生苡仁 30g，赤小豆 30g，生白术 10g，生芪 15g。连进 10 剂，以善其后。并嘱其平日注意忌口，并常用玉米须泡水代茶饮，以利尿蛋白的消除。

【按语】本案因患肾小球肾炎口服雷公藤而致病，其以头晕恶心欲吐为主症状，故归为中医眩晕病。雷公藤属卫矛科，原为民间常用药，现代研究证明它既有免疫抑制作用，能抑制抗体产生，减轻肾脏病变；又能改善肾小球毛细血管通透性，显著降低尿蛋白和尿红细胞，对肾病综合征有一定防治作用。本案患者肾小球肾炎严重，前医为了尽快控制病情，消除尿中蛋白及红细胞，遂让患者服用雷公藤多苷片。然雷公藤辛苦燥烈有大毒，过量或长期服用其煎剂或提取物均会引起头晕，头痛，恶心，呕吐，乏力，闭经，乃至死亡等一系列不良反应。患者虽服常量，但时间较长，遂致不良反应蜂起。雷公藤多甙与雷公藤一样，对机体也有类似的毒副作用，颜师运用中医辨证论治方法，从平肝降逆、清利湿浊入手治验本案，为解救雷公藤中毒提供了新的思路。

眩晕 3 （内耳眩晕症）

黄某，男，39 岁，职员。

五年来时发眩晕。平日腰酸，眠差多梦，左耳鸣如蝉叫，听力减退。近日发病，头目眩晕，恶心，呕吐痰涎，不能进食，脉弱细滑，苔薄腻水滑。证属肝肾阴虚，肝阳夹痰，胃失和降。急则治其标，先拟化痰平肝、降逆和胃。药用法半夏 12g，生姜 10g，茯苓 30g，陈皮 10g，天麻 10g，白菊花 10g，刺蒺藜 12g，生白术 6g，炒枳壳 10g。5 剂，每日 1 剂水煎服。忌食辛辣油腻及吸烟。

二诊，药进 5 剂，眩晕，呕吐止，渐能进食，唯腰酸耳鸣如前，脉弱细，苔白微腻。缓则治其本，更以补肾平肝潜阳之法。药用熟地黄 12g，山药 10g，山萸肉 10g，茯苓 15g，泽泻 10g，丹皮 6g，磁石 30g（打碎，后下），柴胡 5g，生白芍 12g，五味子 10g（打碎），石菖蒲 6g。6 剂，每日一剂水煎服。

三诊，上方服完后药效平平，唯耳鸣稍减。治宗原法，上方加白菊花 10g，沙苑子 10g，刺蒺藜 10g，再进 10 剂。先将 10 剂药各煎 3 次去渣，浓缩加蜂蜜半斤（250g）收膏贮瓶，每日早晚各服一匙，温开水冲服。三个月后来告，体质增强，眩晕未发，并嘱再以原方取 10 剂，如前熬膏服用，以善其后。

【按语】眩晕一证，或因于肝肾亏虚，或因于肝阳化火，或因于痰浊内阻，或数因相兼。此患者平素肝肾亏虚，故见腰酸、耳鸣，眠差多梦等；阴虚肝阳上亢，故时发眩晕。本次发病除见眩晕外又见呕吐痰涎，不能进食，当属痰浊内阻，胃失和降所致。患者既然本虚标实，治当补虚固本与镇潜化痰并施。然补虚固本必用甘滋之味，甘滋之味又必滞湿生痰腻膈，不利于痰浊的祛除与胃气的和降。况患者呕恶拒食，症情急迫。鉴此，颜师初诊以化痰平肝降逆为治，投小半夏汤合半夏白术天麻汤之剂。服 5 剂后，不但眩晕呕吐止，而且能进食，说明药已中病，胃气已复和降。复诊投以耳聋左慈丸加味，意在固本。但因患者病久，固本不能急于求成，宜守方缓图，故三诊尽管药效平平，颜师仍不改法更方，再以复诊原方加白菊花、沙苑子、刺蒺藜等，熬膏进补，终收全功。

头晕 1 (高血压病前期)

王某，男，41 岁，干部。1992 年 4 月 13 日初诊。

平日性情急躁，喜食辛辣，一年前因工作劳累及着急，突发血压升高，最高时可达 170/120mmHg，并伴头晕，时感左胁及肝区胀痛，四肢乏力，梦多，影响工作。B 超显示胆囊壁模糊。经西医治疗血压虽有所下降，但头晕等如故。刻下除见上症外，又见纳少，多食则胀，大便不畅。血压 150/98mmHg，舌暗，苔薄腻，脉弦滑。既往体健，无家族高血压史。证属肝阳上亢，气机不畅。治以平肝潜阳，理气止痛。药用天麻 10g，钩藤 15g（后下），刺蒺藜 10g，赤芍药 15g，珍珠母 30g（打碎，先下），生牡蛎 30g（打碎，先下），决明子 30g（打碎），郁金 12g，青皮、陈皮各 5g，炒川楝子 10g（打碎），醋元胡 10g（打碎），牛膝 15g，炒枳壳 10g。7 剂，每日 1 剂水煎服。忌食辛辣油腻，戒烟酒。

二诊，药后诸症均减，血压 120/80mmHg，昨日不慎感冒，今发热咽痛，汗出乏力，舌红发暗，苔薄白滑。证属风热表证兼阳亢，气机不畅。治以解表清热，佐以平肝疏肝。药用桑叶、菊花、桔梗、苦杏仁、浙贝母、银花、连翘、郁金各 10g，炒枳壳 6g，生甘草 5g，芦根 30g。3 剂。

三诊，热退咽痛已，血压 130/90mmHg。仍头晕乏力，左胁隐痛而胀，并见恶心欲吐，苔微黄腻，脉弦。证属肝阳偏亢，气机不畅，治以平肝理气止痛。药用刺蒺藜、白菊花、郁金、赤白芍各 10g，青皮、陈皮各 5g，牛膝 12g，决明子 15g（打碎），竹茹 6g，生牡蛎 30g（打碎，先下）。续进 7 剂。药后恶心欲吐止，余症均减。遂再以本方加减，连进 30 余剂，头晕胁胀痛消失，血压基本正常。

【按语】患者平素肝阳偏亢，故性情急躁。虽有病而自不知，仍嗜食辛辣，再加工作劳累，终使肝阳愈亢和气机不畅，引发血压升高，头晕，胁胀痛，梦多等症。肝为罢极之本，阳亢日久，阴血耗伤，不能充养筋爪，故四肢乏力。颜师认为治疗本案的关键有三：一是平肝潜阳与疏理气机并举；二是不能急于求成，过用峻猛之品，应平和调理，以免因过于镇潜与疏泄而再伤肝；三是配合辅助疗法，规劝患者改掉嗜食辛辣之习惯，并调畅情志。颜师将此三点贯穿于治疗的全过程，遂使诸症渐消。至于二诊改为主以解表清热兼以平肝理气，此乃颜师随证变法，急则治标之举。一俟表解热清，即转平肝疏理，以治其本。此时因表热多汗又兼肝阳偏亢，颜师遂以桑菊饮加减为治，方中主用桑叶、菊花，是因此二药既解表清热，又不大汗且兼平肝之故也。

头晕 2 （人流术后遗症）

任某，女，38岁，职员。1980年2月23日初诊。

既往体健，半年前因刮宫流产而致头晕气短，乏力，心慌，面浮，肢肿，腰酸，夜寐多梦。曾数次去医院就诊，血压为150/90mmHg，被诊为高血压可疑。经西药治疗效果不佳，遂来就诊。刻诊除见上述诸症状外，又见脉沉弦，舌红苔薄而少，纳食一般，二便均可。月经准，量较少。在世的亲属中无一人患高血压。辨析上症，证属气血双亏，肝阳偏亢。治当益气养血，平肝潜阳。药用生黄芪15g，茯苓、茯神各10g，生白术10g，当归6g，生白芍10g，炒枣仁15g（打碎），珍珠母30g（打碎，先下），夏枯草15g，桑寄生30g，白菊花10g，钩藤15g（后下），夜交藤30g。6剂，每日1剂水煎服。忌食辛辣、油腻。

二诊，药后头晕、腰酸、心慌均见轻。唯面浮，肢肿未消，仍气短，少力，夜寐多梦，并见便溏。舌脉如前，血压135/85mmHg。证属气血双亏，心神失养。治以益气健脾，

大医精诚万世师表

养心安神。药用炙黄芪 20g，党参 15g，炒白术 10g，茯苓、茯神各 12g，炒枣仁 10g（打碎），远志 6g，生龙骨、生牡蛎各 24g（打碎，先下），五味子 6g（打碎），龙眼肉 10g，炒苡仁 30g，赤小豆 30g，陈皮 10g。6 剂，煎服法同前。忌食生冷辛辣油腻。

三诊，诸症续减，面浮、肢肿亦见消退。用二诊原方再进 6 剂。并嘱其药进后可续服市售归脾丸，每次 1 丸，每日 2 次。

连服一月而安。

【按语】本案证属气血亏虚，肝阳偏亢。初诊颜教授高屋建瓴，标本兼顾，益气血，平肝阳，双管齐下。二诊见头晕减，血压降，肝阳平，遂改为益气健脾，养心安神，以治其本。三诊诸症悉减，药已中的，再进原方。并嘱药后改服善补气养血安神之归脾丸，以图缓固药效。治疗本案能否取得佳效，关键是合理应用黄芪。黄芪甘温升补，虽善补气，但能升阳，生用力缓，甘补温升之性较弱；炙用力强，甘补温升之性较强。鉴此，颜教授初诊用生黄芪，意在补气而不碍平肝；二诊用炙黄芪，意在加强补气之力，但有升腾之虞，故又配善镇潜肝阳的生龙骨、生牡蛎，以防其升腾肝阳，如此则补气血与平肝阳两不误，良效唾手可得。

风搐 （疑似神经元损伤症）

王某，男，50 岁，工厂干部。1992 年 5 月 25 日初诊。

平日嗜酒，性情急躁。一年前又发右下肢抽动，站、坐、卧抽动不已，而行走则止。西医怀疑为神经元损伤所致，经多方治疗乏效，遂专程从外地来京求治。刻诊右腿抽动，且发软乏力，但不痛，运动自如，眠差，舌淡苔白腻，脉弦滑。查其双下肢肌肉不萎缩，感觉灵敏，运动灵活，无阳性体征。既往体健，兄妹中有一个患上肢抽动症。证属肝风内动，心神失养。治以平肝熄风，养心安神。药用生白芍15g，炙甘草6g，生地龙10g，制僵蚕10g，全蝎6g，生龙骨、生牡蛎各30g（打碎、先下），珍珠母30g（打碎、先下），炒枣仁15g（打碎），远志10g，茯苓30g，夜交藤30g。7剂，每日1剂水煎服。忌食辛辣油腻，戒酒戒烟，调畅情志。

二诊，上方服至第四剂抽动即止，停药一周后又发，但症状较轻。睡眠转佳，腿感有力，原方生白芍、生地龙各增至30g，再进20剂。三月后其亲友来告，连进20余剂，诸症悉除。

【按语】风搐一病，按《儒门事亲·风形》所云，以手足抽动为主症，本案主症为右腿抽动，似当归此。《罗氏会约医镜·杂证》云"风搐证者……由火盛制金，金衰不能平木，木旺而自病，或平肝，或吐、下，因证治理。"本案患者平日性情急躁，乃肝阳偏亢之兆。因不影响生活与工作，故未引起注意，遂至调摄失度，肝血日耗、肝风内动，引发右腿抽动发软乏力等症。颜师治以平肝熄风，兼以养心安神，方投《伤寒论》芍药甘草汤加味，恰中病的。初诊以大量生白芍并合炙甘草、生地龙、制僵蚕、全蝎、生龙牡、珍珠母等养血平肝熄风，以炒枣仁、远志、茯苓、夜交藤等养心安神。二诊效不更方，再以原方进剂，并加大生白芍和地龙之用量，以增强养血平肝熄风之力。如此进剂效专力宏，遂使肝风平息，心神得安，诸证霍然而解。

肢麻抽搐 <small>(缺钙)</small>

宋某，男，20岁，学生。

素体较弱，近一月来时发肢麻，甚则抽搐。曾在某医院就诊检查，血钙偏低，诊断为缺钙。用西药钙剂治疗无效。遂来求治。刻诊肢麻依旧，纳食及二便正常。舌淡红，苔薄腻，脉弦。证属血虚经脉失养，兼有风湿。治以养血舒筋，祛风除湿。药用当归15g，炒白芍30g，酒木瓜10g，鸡血藤30g，炙甘草6g，秦艽10g，防风、防己各10g，桑枝30g，生牡蛎60g（打碎，先下）。6剂，每日1剂，水煎服。宜避风寒，忌食生冷与着凉水。

二诊，药后肢麻减轻，抽搐未再大发，苔薄白，脉弦缓。仍宗原法，以原方加减为治。上方减防风、防己量至5g，减当归量至10g，加苍术10g，茯苓20g，续服6剂。

三诊，肢麻与抽搐虽续减，但尚未全平，脉弦缓，舌淡红，苔薄白。原方去苍术，加生黄芪15g，炒白术10g，再进6剂。药进身体复常。

【按语】患者肢麻抽搐，西医据血钙偏低诊断为缺钙，虽治以钙剂，但未收效，说明按单纯补钙法治疗实非上策。颜师在中医辨证论治与整体治疗的原则指导下，通过全面分析患者的体质与病情，认为该病是因血虚筋脉失养，又夹风湿所致。初诊用当归、鸡血藤、木瓜、炒白芍、炙甘草养血柔肝，活络舒筋，缓解抽搐；秦艽、防风、防己、桑枝祛风湿，通经络；并重用生牡蛎，既益阴平肝，有助于养血柔肝，又含大量钙质，有利于补钙。如此诸药相合，见效颇速。二诊舌苔尚腻，故减当归、防风、防己之用量，加苍术、茯苓以增强去湿之力。三诊症状基本消失，舌苔薄白，故去苍术，加黄芪、白术，意在补气健脾，补充后天。后天充足，生化有源，血液自盈，麻抽可愈。

半身发凉

王某，女，35岁，职员。1992年8月25日初诊。

半年来右半身发凉发沉，活动不利。曾去医院诊治，未能确诊，多方求治，效不显著。刻诊又伴项强痛，手胀。运动后凉、沉减轻。头晕，乏力，纳可。大便稀，日2~3次，便时有急迫感。月经准，量偏少，末次行经8月8日。舌红，苔薄腻，脉弦细。既往曾患慢性胃炎、咽炎。无药物过敏史。证属气虚血滞，肝旺筋急，兼有风湿。治以补气活血，平肝通络，兼祛风湿。药用生黄芪15g，桂枝5g，赤芍10g，当归6g，川芎10g，红花10g，丹参10g，鸡血藤30g，秦艽10g，独活6g，天麻10g，木瓜10g。7剂，每日1剂水煎温服。忌食生冷，免着凉水。

二诊，头晕已，乏力、右半身凉沉、手胀均减，唯项强痛改善不大，又见右肩痛，大便稀日3~4次，每行仍急迫。原方去天麻、丹参、鸡血藤、秦艽，加羌活6g，炒白术10g，茯苓20g，陈皮10g，续进7剂。

三诊，手胀、项强痛均消失，右下肢仍凉，肩部时痛，畏寒怕风，多汗，纳佳，大便日行二次，急迫感仍有。以二诊方加防风10g，炒白芍10g，再进7剂。

四诊，肩痛已，畏寒减，下肢凉不明显，虚汗减少，时感乏力，月经按期而致，量仍偏少。以三诊原方连进20余剂，诸症基本消失。

【按语】颜师认为本案因气虚血滞兼有风湿所致，故见右半身发凉发沉，活动不利，手胀，项强痛及乏力等症；活动后阳气伸张气血流畅，右半身筋脉得以温养，故发凉发沉等症减轻。而头晕、便稀日数次且急迫，又为肝旺脾虚之证。初诊治以补气活血，平肝通络，兼祛风湿，方用《医林改错》补阳还五汤加减，恰中肯綮。因地龙性寒，桃仁滑肠，灵脂味道不佳，故一并去之；加桂枝、独活、鸡血藤、秦艽等，意在既增强活血通络之力，又兼以祛风除湿；加天麻、木瓜，旨在平抑肝阳与舒筋通络两相兼顾。二诊头晕已，半身凉沉及手胀等减，故去天麻、鸡血藤、秦艽；唯项强痛如故，又增右肩痛一症，故加羌活，取其辛温香窜上行直达病所；便稀日行3~4次，且仍急迫，知脾虚肝仍克脾，故加炒白术、茯苓、陈皮，意在健脾抑肝止泻。三诊又见畏寒怕风，多汗，乃营卫失和表虚不固之兆，故又加防风、炒白芍，意在合桂枝汤、玉屏风散、痛泻要方，以补气活血、调和营卫，祛风除湿、固表止汗、柔肝缓急、健脾止泻，从多方面调节机体，终达扶正祛邪蠲疾之目的。

肢体凉麻

司某，男，46 岁，北京市东城区某厂工人。1979 年 6 月 3 日初诊。

因工作经常接触凉水和居住潮湿，1979 年 4 月初始觉手脚发麻凉，并逐渐加重。严重时抬举艰难，握拳困难，影响睡眠，曾在本厂医务室注射维生素 B₁₂ 和口服木瓜丸治疗，无效。后到某中医医院改服中药汤剂加按摩治疗月余，也不见效。凉麻继续发展，上至头部，下至大腿，自感十分痛苦，精神负担很重，影响工作，遂来求治。刻下四肢发凉、发麻，两手为甚，有时凉麻至头部及两腿根。怕冷眠差，或因手脚凉麻不能入睡，或睡着后因凉麻而致醒。饮食二便正常。脉濡缓，舌质较淡，舌体胖有齿痕，苔薄白。证属寒湿内侵，脉络痹阻，治以温通行滞，活血散寒除湿。方拟《伤寒论》当归四逆汤加减，药用当归 12g，桂枝 10g，细辛 3g，川芎 10g，红花 10g，木通 10g，赤芍 10g，鸡血藤 12g，炙甘草 3g，大枣 5 枚（拍）。6 剂，每日 1 剂水煎服。忌食生冷，避着凉水。

二诊，症状见轻，说明药已中病。治宗原法，并加强散寒除湿之力。原方去细辛，加熟附片 10g，羌活、独活各 5g，又进 10 剂。

三诊、四诊仍宗原法，以二诊方加减续进 20 余剂，病情逐日好转。

五诊，患者自述手足麻木发凉已经消失。观其精神好转，脉象缓弱，舌体仍胖且有齿痕，说明寒湿之邪已除大部，正气急待扶持，遂改用益气助阳，行血通脉，兼祛寒湿之法。药用生黄芪20g，当归15g，赤芍10g，桂枝10g，鸡血藤15g，川芎10g，红花10g，木通5g，熟附片10g（先煎），苍术10g，羌、独活各5g，炙甘草3g，10剂，隔日1剂水煎服，并在不服汤药日加服舒筋活血片。

六诊，服上药后病已基本治愈，精神与体力大有好转，治宗前法，并加强扶正。上方去羌活、独活，加益气健脾燥湿的白术10g，并将补血活血通络祛风的鸡血藤加至30g，再进10剂，服法同前，仍加服舒筋活血片，以巩固疗效，并嘱其注意避免再受寒湿。

两个月后，患者又来就诊，云因近日搬运白菜受凉，两手又觉麻木，舌脉同前，余无异常。证属病愈不久，寒邪再袭，痹阻脉络。仍参照前法，以助阳补血，活血通络为治，药用桂枝10g，熟附片10g（先煎），当归10g，赤芍10g，木通10g，红花10g，川芎10g，鸡血藤30g。共服10剂，手麻即除，身体康复，并上班工作。

【按语】患者因寒湿内侵，阳气受损，血行不畅，致使肢体凉麻，虽经多方治疗而未能获效。初诊针对寒邪内侵，脉络痹阻之病因，选用《伤寒论》当归四逆汤加红花、川芎、鸡血藤等活血通络之品，旨在温经行血而祛寒湿，故服六剂便初见功效。继之在原方中加入附子、羌独活等辛散温燥助阳之品，以增强祛寒湿之力，共服四十余剂，肢体凉麻遂得消失。《内经·素问·评热病论篇》云："邪之所凑，其气必虚"，《内经·素问补遗·刺法论篇》云："正气存内，邪不可干"。患者之所染疾，说明正气虚，故五诊、六诊在原方中加入黄芪、白术等补气扶正之品，以图进一步扶持正气，巩固疗效。后因不慎受寒，病又反复，仍以温通助阳祛寒湿为治，终使顽疾痊愈。

爪甲菲薄

王某，男，24岁，工人。1982年8月30日初诊。

患者一年前即爪甲菲薄发软，影响工作。虽多方治疗，但收效不大。刻下面黄，夜寐多梦，时有头晕心慌，血色素偏低，纳食与二便正常。舌淡红，苔薄白，脉细沉。证属肝血不足，筋爪失养，治以养血补肝益筋。方用补肝散加减，药用熟地黄 12g，山萸肉 10g，当归 10g，炒白芍 10g，五味子 5g（打碎），阿胶珠 10g，炒枣仁 15g（打碎），川芎 5g，木瓜 10g，生牡蛎 30g（打碎，先下）。10 剂，每日一剂水煎分 2 次服。忌食生冷。

复诊爪甲菲薄好转，余症亦有减轻，原方加夜交藤 30g，再进 14 剂，以善其后。并嘱若病未痊愈，可再续服。

半年后托人转告，爪甲复常，已上班工作。

【按语】《内经》谓"肝藏血""主筋""爪为筋之余"。本案患者爪甲菲薄，又兼头晕、多梦及心慌等症，均属肝血不足所致。颜师以《症因脉治》补肝散加减为治，恰中病的，守方进服数十剂，终使诸症渐平，爪甲复常。

郁证

梅某，男，38岁，职员。1993年3月15日初诊。

平素性格内向，喜生闷气。一月前因工作与领导发生矛盾，郁闷数日，导致失眠，精神不佳，胸闷，食少，乏力，大便不调，腰痛，耳鸣。曾服枣仁安神液等乏效，遂来求治。刻下诸症依旧，触按其腹柔软，肝脾不大。舌红，苔薄灰白，脉滑无力。幼时曾患小儿麻痹症，致右臂肌肉萎缩。1987年曾查出HBsAg阳性，谷丙转氨酶高，经治谷丙转氨酶降为正常，而HBsAg仍为阳性。证属肝郁抑脾，心肾不足。治以疏肝健脾，益肾宁心。药用柴胡10g，当归6g，生赤芍、炒白芍各10g，青皮、陈皮各10g，炒枳壳6g，炒白术10g，茯苓24g，丹参12g，夜交藤30g，炒杜仲12g，川续断15g，怀牛膝15g。7剂，每日1剂水煎服。忌食辛辣生冷及肥甘黏腻。

二诊，患者云因工作忙未来就诊，上方连服14剂，今纳香，胸闷除，乏力和腰痛减轻，唯睡眠仍不好，耳鸣时作，昨日又发牙痛，舌红苔薄黄，脉弦滑。原方去炒杜仲，加炒山栀10g，续进7剂，并建议查验肝功。

三诊，精神及睡眠大有好转，仍耳鸣，口干，饮水多，舌脉同前，原方去牛膝、青皮、夜交藤，加生牡蛎30g（打碎，先下），茵陈20g，板蓝根30g，再进7剂。

四诊，诸症基本消失，唯便稀，腰微痛，舌红苔薄白腻，脉弦滑，重按无力，肝功结果已出，与五年前相同。治以调肝脾，以三诊方去当归、丹参、丹皮、炒山栀、板蓝根，加郁金10g，生苡仁30g，生甘草5g，连进10剂，并嘱其调畅情志，以善其后。

【按语】本案患者平素性格内向，常生闷气。今因工作矛盾与领导争执，致使情志不遂加重，发为郁证。胸闷，纳少，乏力，大便不调，是肝郁抑脾之象；精神不佳，失眠，是心气被伤，心神失养之兆；耳鸣，腰痛，是日久伤肾之征。颜师认为本病虽涉及肝、脾、心、肾四脏，而主证却是肝郁抑脾，兼证则为心肾不足。故初、二、三诊均主以调肝脾，兼以益心肾，连进20余剂，症除病瘥。此外，二诊因郁火炎上并发牙痛，故去炒杜仲，加炒山栀，以清泄郁火；三诊加茵陈、板蓝根、生牡蛎，意在清热解毒，利胆保肝，促使 HBsAg 转阴。四诊改以疏肝调脾，意在保肝健脾，巩固疗效。

胁痛

刘某，男，25岁，干部。1993年8月30日初诊。

去年12月查出谷丙转氨酶高，服联苯双酯月余，降为正常。近月来肝区隐痛，咽干午后重，伴嗳气，大便时干时稀，1~3日一次，倦怠乏力，纳可，尿不黄。切其腹柔软，无压痛，胁下未触及肝、脾。证属肝胃不和，湿热蕴结。治以疏肝和胃，清热除湿。药用柴胡10g，清半夏10g，黄芩10g，郁金12g，炒枳壳6g，旋覆花10g（包），赤芍12g，丹参15g，板蓝根30g，蒲公英15g，生甘草5g。7剂，每日1

剂水煎服。忌食辛辣油腻，戒烟，忌生气，勿劳累过度。

二诊，嗳气口干除，余症如前，并伴脘堵，便溏。治以疏肝理气，清利湿热。原方去半夏，加生白术10g，土茯苓30g，改炒枳壳为炒枳实6g，再进7剂，嘱其化验肝功。

三诊，药后肝区痛及其余诸症均见轻。唯倦怠乏力，舌红苔薄黄。证属肝郁脾虚，湿热未清。治以舒肝健脾，清利湿热。药用柴胡10g，赤芍12g，丹参24g，茵陈20g，板蓝根30g，炒枳壳6g，陈皮10g，茯苓20g，生白术10g，党参10g，当归10g，生甘草5g。

四诊，药进7剂，诸症若失，唯肠鸣乏力。肝功化验结果已出，仍转氨酶单项高。治以健脾益气，清利湿热。以三诊方去柴胡、赤芍、当归、丹参、炒枳壳，加炒苡仁24g，砂仁4g（打碎，后下），炒谷芽12g，生姜3片，大枣6枚（拍碎）；生白术改为炒白术12g，再进10剂，并建议配服联苯双酯。

一月后又来就诊，云服完上药，乏力消失，肝区隐痛未发。近因工作过累，又引发肝区隐痛，伴腹满，口舌生疮等。再进疏肝理气清利湿热之剂，历时10余日诸症消失。

随访一年肝区痛未发，转氨酶正常。

【按语】本案主症为肝区隐痛，而肝区在右胁下，故归为胁痛病。中医认为引发胁痛的原因很多，本案是因肝郁气滞，湿热内蕴所致。初诊、二诊颜师紧紧围绕疏肝理气和胃与清利湿热用药，其中初诊又重在疏肝和胃降逆，兼以清热除湿；二诊在疏肝理气的同时，又加重清热利湿之力。这是因为气机紊乱易调而湿热难除之故。脾肝生克，肝病常常及脾。脾主运化水湿，湿邪又常困脾。本案患者倦怠乏力，就是肝克脾与湿困脾之兆。治肝必须调脾，除湿亦常健脾。颜师在二诊加生白术；三诊又加党参、茯苓；四诊改生白术为炒白术，并再加炒苡仁等，皆意在实脾抑肝，健脾运湿。此外，肝郁气滞必兼血瘀，故颜师在前三诊方中先后投赤芍、丹参、当归等。意在促进血行，早日蠲除肝区痛之症。

胁胀（胆囊息肉）

王某，男，43岁，教师。1992年1月9日初诊。

三个月来右胁胀满不适。西医诊断为脂肪肝，胆囊多发小息肉。肝功正常。服西药治疗无效，遂来求治。刻下除见上症外，又见口苦，心慌心悸，尿少而黄，大便正常，舌红苔黄腻，脉弦。腹部柔软，肝脾未触及，胆区无压痛。证属肝郁化火，夹湿夹瘀。治以疏肝清热，除湿化瘀。药用柴胡、青皮、枳壳、郁金、姜黄、法半夏、黄芩各10g，丹参24g，当归6g，赤芍15g，桃仁6g，茯苓20g。12剂，每日1剂水煎服。忌食辛辣油腻，免生气。

二诊，药后心慌心悸除，口苦胁胀减，胃中不适，时有反胃，小便稍黄，苔黄腻。近日又见咳嗽，晚重，吐少许白黏痰，治宗原法并佐以清肺化痰。原方去青皮、姜黄、当归、桃仁，加浙贝母、旋覆花（包）、陈皮各10g，生牡蛎30g（打碎，先煎），茵陈20g，续进7剂。

三诊，咳已，仍口苦，胁下不适，又见心悸心慌，治以疏肝、利胆、活血、安神。药用刺蒺藜12g，丹参30g，丹皮、郁金、川楝子、炒枳壳、生赤芍、炒白芍各10g，桃仁、青皮、陈皮各 6g，茵陈 20g，茯苓 20g，生龙骨、生牡蛎各 30g（打碎，先下），夜交藤 30g。连服 10 余剂，诸症基本消失后可停服。并嘱其定时去医院检查，观察胆囊息肉有无变化，平日少食肥甘，以防脂肪肝加重。半年后来告，药后果如其所，胆囊息肉无大变化，而胁胀未发。

【按语】 颜师认为本案为肝郁化火夹湿夹瘀所致。右胁为肝脏所居，今肝郁不疏，故胀满。火灼液扰心，故心慌心悸，尿少而黄。郁久必瘀，故见脂肪肝，胆囊息肉。脉弦为肝郁之征，苔腻为夹湿之兆。鉴此，初诊颜师以柴胡、青皮、枳壳、郁金等疏肝理气解郁；黄芩、赤芍等清肝火；当归、丹参、桃仁、姜黄等活血化瘀；半夏、茯苓除湿宁心。二诊肝郁化火虽减，而湿热未尽；又见咳嗽吐痰，乃肝火扰肺之象。故颜师去青皮、当归、桃仁、姜黄，加浙贝母、旋覆花、茵陈等，意在清肝肺之火与增疏肝清利湿热之力两相兼顾。三诊咳已，知肺热已去；仍口苦心慌心悸，知仍当清肝疏肝利胆宁心。颜师依此用药，终使胁胀得除，胁胀虽除而脂肪肝和胆囊息肉非短期能愈。故颜师在诊毕又告诫患者要时时检查，以防不测。

胆胀 (胆囊炎)

黄某，女，48 岁，干部。1992 年 8 月 17 日初诊。

素来脾气急躁，二十年来时发右胁肋及胃脘胀满，打呃，着急生气即加重，近来频发。1989 年去医院就诊，被确诊为胆囊炎，曾服中西药治疗，但乏效。近十余天便稀，日泻 2~3 次，泻时不腹痛，便中无脓血，并伴口苦，恶心。刻诊除见上症外，余无不适。纳一般，腹柔软，右胁下胆区有压痛，肝脾不大。月经尚准，量适中，前日刚完。舌质暗，苔白腻满布，脉弦细。证属肝郁气滞，湿浊中阻。治以疏肝理气，化湿和中。药用柴胡 10g，香附 10g，青皮 10g，郁金 10g，炒川楝子 12g（打碎），赤芍 12g，旋覆花 10g（包），藿香 10g，白蔻仁 6g（打碎，后下），滑石 15g，泽泻 10g。7剂。每日 1 剂，水煎，合对分服。忌食辛辣油腻及生冷。畅情志，免生气。

二诊，稀泻止，胀满减，纳食增，又见脘中微痛，偶有反酸，苔薄白腻。上方去藿香、白蔻仁、泽泻，加醋元胡 10g（打碎），茯苓 20g，煅瓦楞子 30g（打碎，先下），续进 10 剂。

三诊，脘痛，反酸未作，胀满基本消失。上方去元胡、煅瓦楞子，加生白术 10g，金钱草 30g，丹参 15g，并将柴胡减至 6g，连进 10 剂，以巩固疗效。

随访半年未发。

【按语】患者被查出胆囊炎三年，右胁肋及胃脘胀满二十年，且胆区有压痛，故将其归为胆胀。其素来脾气急躁，时发右胁肋及胃脘胀满，打呃，口苦，乃肝郁气滞，胆失疏泄，胃失和降所致。日久必兼血瘀，故胆区有压痛。着急生气使肝郁益甚，故胀满加重。近年进入更年期，气血失调，故频发。适值暑天，暑多夹湿，湿浊中阻，脾胃升降失调，故恶心，日数稀泻，苔白腻满布。颜师初诊双管齐下，既用柴胡、香附、青皮、郁金、川楝子、旋覆花疏肝理气解郁，又以藿香、白蔻仁、滑石、泽泻化湿和中止泻，再加赤芍并合郁金化瘀利胆止痛。二诊泻止胀减纳增，偶反酸，脘微痛，苔薄白腻，知湿浊已去大部，中焦渐和，故去化湿和中的藿香、白蔻仁、泽泻，加元胡合川楝子以理气化瘀止痛，加煅瓦楞子以制酸止痛，加茯苓以健脾利湿。药证相合，故收显效。三诊脘痛反酸未作，胀满基本消失，遂去元胡、煅瓦楞子，加利胆化瘀的金钱草、丹参和健脾利湿的白术，诸药相合既疏肝利胆，又健脾利湿，确有巩固疗效之妙。

胆石 <small>（胆囊结石）</small>

董某，男，52岁。

一月前体检发现胆囊结石，量多个小，但无绞痛。惧怕病情加重，不愿手术，遂来求治。询其素患胃病，冬重夏轻。近来中脘作胀，时及右胁，并伴嗳气频频，食欲不振，便干不畅，按之胆区及中脘无压痛，稍感不适，舌质暗红，苔黄腻，脉弦。证属肝胃不和，热结于内，胆腑生石。治以疏肝理气和胃，清热通腑排石。方以《金匮要略》大柴胡汤加减，药用柴胡10g，赤芍12g，香附10g，枳壳10g，青皮、陈皮各5g，佛手6g，乌药10g，郁金10g，熟军5g，金钱草60g，清半夏10g，黄芩5g。6剂，每日1剂水煎2次，每次余药液约300mL，合对，分3次温服，忌食辛辣油腻。

二诊，药后嗳气，脘胀减轻，纳增，大便稍干但畅顺，苔薄黄腻，脉弦缓。原方去法半夏、黄芩，加木香5g，前后又服30剂，排出结石数十粒，大者如绿豆，诸证缓解。

【按语】胆石，即胆腑结石，现代医学称胆囊结石，为临床常见病，检阅中医文献，唯见胆胀，不见胆石，临床多将胆石归入胆胀，这大概因为依靠中医宏观辨证手法，不能诊断出胆囊结石所致。当代，随着科学技术的发展应用 B 超等诊断此病，已是非常容易的事了。中医应当借鉴，再说将胆石归入胆胀，也的确欠妥。故颜师主张将胆石病从胆胀中分离出来专设胆石病名。本例胆石病患者，已患胃病多年，经常脘胀，时及右胁，嗳气，食欲不振，便干不畅。按中医辨证属肝胃不和，兼有热结。久之影响胆汁排泄，遂使胆腑生石；而结石存于胆腑，反碍胆汁的排泄和肝气的疏泄，加重肝胃不和，治当疏肝理气和胃与清热通腑排石两相兼顾，颜师用大柴胡汤加减为治，正合此旨。方中重用金钱草，合郁金、熟军、黄芩、赤芍等，旨在清热通腑排石；余下诸药，疏肝理气和胃。此外，选乌药、木香、青陈皮、佛手等温性疏肝理气药，又有防苦寒太过，再伤脾胃之意。药虽平平，而选用精当，故收良效。

黄疸

杨某，女，76 岁，家庭妇女。1992 年 10 月 5 日初诊。

黄疸六十天，从起病至今不发热，肝胆区不痛，不呕吐，医院怀疑为胆系感染或肿瘤，曾服西药治疗多时效不理想，遂来就诊。刻诊精神尚佳，皮肤及巩膜黄染，肝脾不大，肝胆区无压痛。口苦口干，纳少，寐差。大便秘，3～5日一行，小便黄。左脚肿，行走不便。舌红苔薄黄，脉弦滑。年轻时体健，1978 年曾查出宫颈癌，并行手术切除。近年常因为儿女担心，而情志不舒。证属肝胆湿热，肝气瘀滞，治以清利湿热，疏肝化瘀，佐以和中安神。药用茵陈蒿30g，炒山栀10g，炒黄柏6g，全瓜蒌30g，郁金10g，炒枳壳6g，丹参12g，牛膝12g，生牡蛎30g（打碎，先下），茯苓20g，炒谷芽12g，夜交藤30g。7剂，每日1剂水煎服。忌食辛辣油腻及鱼腥发物，并嘱其子女多对其开导，以舒畅其情志。

二诊，上方仅服4剂，即便畅，尿黄减轻，纳增，眠佳，左腿肿消，走路轻快。上方瓜蒌减至15g，丹参增至15g，并加白花蛇舌草、半枝莲各30g，续进7剂。

三诊，皮肤及巩膜黄染减轻，尿微黄，纳虽增但饭后脘胀，大便又转干，色黑，2日一行，并伴头晕。上方去炒枳壳、牛膝，加赤芍、刺蒺藜、菊花各10g，并增瓜蒌至20g，黄柏减至5g，续进7剂。

四诊，皮肤及巩膜黄染已不明显，尿微黄，仍头晕，大便每日1行，纳差，脘腹有凉感。治以清利湿热，健脾化瘀和中。药用茵陈15g，白花蛇舌草、半枝莲各30g，茯苓20g，泽泻、生白术、陈皮、赤芍各10g，丹参24g，炒枳壳6g，炒谷芽15g，砂仁5g（打碎，后下）。续进7剂。

半年后（1993年5月6日）又来就诊，云上方连进10余剂，黄疸消，纳香，眠佳，唯见时而头晕头胀。近日因生闷气头晕头胀加重，并伴耳鸣如过水声，听力下降。纳食不香，时而恶心，食后脘胀。便秘2~3日一行。乏力，血压正常，眠欠佳。舌淡苔薄黄，脉弦滑。证属肝阳上亢，脾虚肠燥。治以平肝潜阳，健脾润肠。药用天麻、沙苑子、刺蒺藜、白菊花、炒白芍各10g，生牡蛎、磁石各30g（打碎，先下），生白术 10g，茯苓 20g，炒枳壳 6g，郁李仁、火麻仁各 15g，陈皮 10g，炒谷芽 12g。连进 10 剂，诸症基本消失。

【按语】颜师认为本案是因长期情志不舒致使肝气瘀滞，湿热内蕴，治疗时不能单事清利，应配以疏肝化瘀，只有这样才能使黄疸尽快消退，更何况已怀疑其肝有肿瘤。故颜师治疗时始终将清利湿热和疏肝化瘀放在首位，并兼以和中安神。同时还考虑患者已年届八旬，体质虚衰，用药不宜峻猛攻伐。初诊主以茵陈、山栀、黄柏、郁金、丹参、牛膝、生牡蛎等清利湿热，疏肝化瘀散结；兼以炒枳壳、瓜蒌理气散结，润肠通便；佐以炒谷芽、茯苓、夜交藤和中安神。二诊症减便畅，故颜师减瓜蒌用量，增丹参用量，并另加白花蛇舌草、半枝莲，以增强消肿抗瘤之力。三诊又见头晕，乃肝阳上亢之兆，故颜师去炒枳壳、牛膝，加菊花、刺蒺藜、赤芍，以平抑肝阳；并针对纳差，又加陈皮以增健胃和中之力，四诊改以清利湿热与健脾和中为治，以巩固疗效。

血虚潮热 (贫血)

卓某，女，38 岁，医生。1992 年 1 月 9 日初诊。

三年前查出患有多囊肾、多囊肝。一年前出现乏力，心悸，失眠，多梦，腰酸痛，每日下午潮热（37.2℃ 左右）。经医院检查，血色素只有 8g/dL，诊断为贫血。经西药治疗效果不理想，遂来求治。刻下除见上症外，又见体瘦面黄，月经量多，每次带经 7 天。纳可，二便调。舌红苔薄白，脉弦细，尺无力。证属血虚气亏，肾虚潮热。治以养血益气，滋肾强腰，兼退虚热。药用生地黄、熟地黄各 10g，白芍 10g，阿胶 10g（烊化），当归 6g，党参 15g，茯苓 15g，炙甘草 5g，炒杜仲 10g，川断 12g，白薇 12g，生姜 2 片，大枣 5 枚（拍碎），陈皮 10g。7 剂，每日 1 剂水煎服。忌食生冷油腻及辛辣之物。

二诊（2 月 13 日），药进 7 剂感觉良好，遂按原方又连进 28 剂。前日查血色素已上升至 9g%，今潮热除，纳食增，乏力减，唯腰酸，失眠多梦和经量仍多，舌脉如前，原方生熟地增至各 12g，党参增至 18g，并加夜交藤 30g，炒枣仁 15g（打碎）。续服 10 剂，以善其后。一月后来告，血色素基本正常，诸症消失。

【按语】患者体瘦面黄，血色素 8g，说明血虚。血虚心神失养，故失眠多梦，时有心悸；化气无源，故见乏力。气虚摄血无力，故见月经过多，而经多又可加重血虚。阴血同源，血虚日久，必及肾阴，阴虚不能制阳，故每日下午潮热。腰为肾之府，尺脉主肾，肾阴不足，故腰酸痛，尺脉无力。颜师主以养血滋肾益气，兼以退虚热，恰中病机。方中熟地、阿胶、白芍、当归等养血滋肾，党参、茯苓、炙草、大枣等健脾益气生血，川断、杜仲补肾强腰，生地、白薇并合阿胶、熟地等滋阴退虚热。再加生姜、陈皮健胃和中，增进补力吸收。二诊颜师又加补血安神之夜交藤、炒枣仁，增生地、熟地、党参之量，药效更强。如此精心辨治，合理用药，终使血充气足，阴阳平衡，诸症痊愈。

肾胀（多囊肾）

路某，男，38岁，职工。1992年3月16日就诊。

宿患多囊肾，左肾为重。半年前X线拍片查出左肾有一5.6cm×6cm大囊肿，内有积液。平日腰部（肾区）连及后背沉胀不适，平卧加重。1月初曾就诊于颜师，药后沉胀大减。至2月中旬，沉胀又加重，在某大医院行肾囊体外抽液术，术后沉胀减轻。近日又感沉胀加重，不愿再行体外抽液，遂来请颜师再诊治。刻下肾区有轻度叩击痛，体稍胖，纳可，二便正常，余无不适。舌暗红，苔薄白腻，脉滑。证属肾虚瘀滞，水湿内停，治以化瘀利水消肿，补肾强腰。药用丹参30g，赤芍10g，当归6g，牛膝15g，益母草20g，茯苓20g，泽泻10g，车前子15g（包），桑寄生30g，川续断15g，炒杜仲10g。7剂，每日1剂水煎服。忌食生冷，避免剧烈运动。

二诊，药进肾区沉胀大减，前日不慎又感风寒，症见恶寒发热（38℃）头痛，流清涕，肢体发沉，微咳。刻下热见退，纳可，二便正常，舌红苔黄微腻，脉浮滑。证属感冒发热，兼有肾虚瘀滞，水湿内停。治以发表清热，化瘀利水强腰。药用荆芥10g，防风10g，银花10g，连翘10g，桔梗6g，苦杏仁10g（打碎），炒枳壳10g，牛膝15g，益母草20g，车前子15g（包），丹参30g，川断15g。

三诊，药进7剂，恶寒发热、头痛、微咳等症消失，肾区沉胀甚轻。再以初诊原方进剂，以善其后。并嘱其常服本方巩固疗效，切忌剧烈运动，以防加重病情。

【按语】 多囊肾临床比较常见，因其为先天性畸形病，故目前尚无好的治疗方法。颜师应用中药治验本例，值得总结。颜师认为，本案临床表现甚为简单，单用中医四诊所见很难准确辨清其属何证，只有参照现代医学诊断结果，方能准确辨认其证。中医认为，腰为肾之府，上连于背。患者宿患肾囊肿，日久必伤肾致瘀；肾虚不化水湿，遂致囊中积水；积水盈满，撑坠肾脏，牵拉腰背经脉，故见腰沉胀不适，上及于背，平卧加重。治当从化瘀、利水、强腰三方面入手，才能取效。据此，颜师在初诊方中首用丹参、赤芍、当归活血化瘀，次用益母草、牛膝化瘀利水，三用茯苓、泽泻、车前子利水消肿，四用桑寄生、川断、炒杜仲合牛膝补肾强腰。二诊因新感表邪，不得不主以解表，兼以化瘀利水强腰。三诊表解，又复用原法原方，终收显效。

浮肿 1 <small>（慢性肾炎）</small>

王某，男，40 岁，北京市建材局工会干部。1978 年 6 月 6 日就诊。

1977 年 5 月患急性肾炎，腰痛、浮肿、尿蛋白（++++）。当时在原单位医务室治疗，服中西药病症不减，血压 150/100mmHg。1977 年 8 月住北京市垂杨柳医院 8 个月，于 1978 年 5 月出院。住院期间注射环磷酰胺 130 多支，内服强的松及其他中西药物。出院时被诊为慢性肾炎，仍有浮肿，尿蛋白（++），每日服强的松 2 片。今病已一年余，在家全休，特慕名请颜老诊治。刻下稍有浮肿，尿蛋白（＋＋）。腰痛不显著，食欲不振，大便不成形，小便黄少。脉象弦数，舌质暗红，舌苔黄厚而腻。证属湿热内蕴，血脉瘀滞。治以清利湿热，疏通瘀滞。药用丹参 30g，泽兰 13g，益母草 20g，白茅根 30g，白扁豆 30g，茯苓皮 30g，赤小豆 30g，桑白皮 10g，黄柏 6g，陈皮 10g，玉米须 20g，车前子 10g（包）。10 剂，每日 1 剂，水煎服。忌食辛辣、炙炒及生冷食品，宜低盐饮食，慎起居，谨防感冒，以免加重病情。

二诊（6 月 20 日），仍有浮肿，小便黄少，中脘作胀，不思纳食，口干，脉舌如前。原方去扁豆，加大腹皮 10g，黄柏改为 10g。续服 10 剂。

三诊（7 月 4 日），尿蛋白（＋），浮肿减轻，尿量增加，纳增，脘腹胀亦减。原方去车前子，加生苡仁 30g。续服 10 剂。

四诊（7 月 20 日），尿蛋白（＋＋），浮肿渐退，中脘已不胀，仍觉尿量不多。说明虽药已中病，仍需按原法加减施治，但不宜急于求成。以三诊方去桑白皮、赤小豆、生薏仁、白扁豆、茯苓皮，丹参减至 20g，陈皮减至 6g，黄柏减至 5g，并加白术 10g、大腹皮 10g、土茯苓 30g、滑石 15g、通草 5g，10 剂，隔日 1 剂，水煎服。另用玉米须 500g，每次 45g，水煎代茶饮，隔日一次，与汤剂交替服。

五诊（8 月 29 日），尿蛋白（＋＋），已不浮肿，脘腹微胀，口干，二便尚可。脉沉弦，舌暗红，苔黄腻。改以活血化瘀，解毒利湿，清热。药用当归 6g，川芎 3g，赤芍 10g，红花 5g，桃仁 5g，金银花 10g，蒲公英 15g，益母草 20g，土茯苓 30g，白茅根 30g，玉米须 20g，炒枳壳 5g。10 剂，隔日

1 剂，水煎服。间隔日仍用玉米须 45g，水煎服。

六诊（9 月 20 日），尿蛋白（+），纳食尚可，不腹胀，大便正常，唯觉尿黄少，乏力，腰痛。脉沉弦，舌暗红，舌苔根部黄腻。证属正虚，瘀滞未去，湿热未清。原法出入进剂。药用丹参 13g，泽兰 10g，益母草 15g，白茅根 30g，土茯苓 30g，玉米须 20g，黄柏 6g，泽泻 10g，怀牛膝 10g，生苡仁 20g，白术 10g，生黄芪 13g。10 剂，隔日 1 剂，水煎服。间隔日仍用玉米须 45g，水煎服。

七诊（10 月 17 日），尿蛋白（+），乏力腰痛均退，不腹胀，胃纳仍不香，大便正常，尿量少，不浮肿。舌暗红，苔薄黄而腻。原方去牛膝、黄柏，加炒谷芽、炒麦芽各 15g。10 剂，隔日 1 剂，水煎服。间隔日仍用玉米须 45g，水煎服。

八诊（11 月 10 日），尿蛋白（+），腰不痛，腹不胀，纳食增加，大便日二次，不成形，脉沉弦，舌暗红，苔薄黄而腻。证属脾虚，湿热瘀滞未净。仍按原法进剂。药用生黄芪 20g，白术 13g，生、炒苡仁各 15g，陈皮 10g，炒谷芽、炒麦芽各 15g，土茯苓 30g，玉米须 20g，丹参 13g，泽兰 10g，泽泻 10g，益母草 15g，白茅根 15g。10 剂，隔日 1 剂，水煎服。间隔日仍用玉米须 45g，水煎服。

九诊（5 月 11），停药一段时间，尿检：蛋白（++），红白细胞 2～4 个。大便不成形，夜寐欠安。脉濡滑带数，舌苔黄腻稍厚。证属脾虚湿热瘀滞未净，心神失养。治以健脾利湿、化瘀清热，兼以养心安神。药用生黄芪 13g，苍白术各 5g，生苡仁 30g，土茯苓 30g，玉米须 20g，白茅根 30g，丹参 13g，泽兰 10g，益母草 15g，合欢皮 15g，夜交藤 30g，灯芯 3 扎。10 剂，隔日 1 剂，水煎服。间隔日仍用玉米须 45g，水煎服。

十诊（7 月 26 日），尿蛋白（++），红白细胞 1~3 个。症状略减，仍用原方服 10 剂，隔日 1 剂，间隔日服玉米须 45g，水煎服。

十一诊（11 月 6 日），尿蛋白（+），食欲较差，有时口干，小便微黄，舌质较暗，苔薄黄而腻，余症均退。证属脾虚气弱，湿瘀未净。治拟益气健脾，利湿化瘀。药用生黄芪 30g，党参 13g，白术 10g，陈皮 10g，炒谷麦芽各 15g，土茯苓 30g，玉米须 20g，生、炒苡仁各 15g，益母草 15g，丹参 13g，泽兰 10g，白茅根 20g。15 剂，隔日 1 剂，水煎服。间隔日仍用玉米须 45g，水煎服。

十二诊（12 月 27 日），尿蛋白（±），症状均退，原方去麦谷芽，加炒山药 15g。隔日 1 剂，服 15 剂。间隔日仍用玉米须 45g，水煎服。已恢复全日工作。

十三诊（1980 年 2 月 12 日），尿检正常。上方再服 15 剂，停药。

【按语】本例浮肿病程较长，1977 年 5 月得病，至 1980 年 2 月才恢复正常。初为急性肾炎，以后转为慢性肾炎，且服用中西药较多。患者在就诊前，除用西药外，曾服用过中药，据述在服过黄芪、党参等药后反觉不适，浮肿、腹胀、尿少、食欲不振等症不减，虽尿蛋白由（++++）减为（++~+），但却不能消除。此乃湿热瘀滞未净、肾脏气化不力之故。初诊患者除见浮肿、尿少、食欲不振、大便不成形等症外，又见脉弦数、舌质暗红、苔黄厚腻等体征，足以证明其病证属湿热蕴结，血脉瘀滞，故以清利湿热、疏通瘀滞之法遣药组方为治。随后，即以此为基础，随机辨证论治，加减用药组方，先后进药 50 余剂，终使浮肿渐消，黄厚之苔渐退。六诊观其除舌质仍暗红外，又见神倦乏力，此乃湿热瘀滞未净、脾虚气弱又现之兆，故在原方的基础上加生黄芪、党参、白术、山药等，以健脾益气。七诊表明，药后乏力腰痛均减，而尿蛋白检验却仍为（+），浮肿与腻苔均未再现，说明补气健脾使用适时得当，故继用前方进剂。从八诊开始，在病情相对稳定的基础上，颜师在继续投用土茯苓、泽泻、白茅根、丹参、泽兰、益母草等利湿浊、化瘀滞之药的同时，又逐步增强扶正之力，或加大生黄芪等补气健脾药的用量，或加用既补气健脾又补肾固涩的山药等，终使患者的病症与尿蛋白完全消除，恢复正常工作。

最后，还必须指出的是，颜师在治疗过程中，除自始至终投用丹参、益母草、泽兰等活血化瘀之品外，还遣用了味甘淡性平、善利水消肿的玉米须，且用量超大，不仅无不良反应，而且对消退浮肿和尿蛋白起到一定的作用，值得研究。

浮肿 2 （肾病综合征）

纪某，男，9 岁，学生。1994 年 1 月 24 日初诊。

患者母亲代诉，二年前曾患过敏性紫癜，用西药治愈。一个月前因乏力，眼睑水肿而就医，当时尿蛋白（++++），白球蛋白比例倒置，血清胆固醇 400mg/dL，经十余天治疗尿蛋白转阴，胆固醇仍高，遂带激素（强的松）等药出院治疗。三天前又去医院复查，除胆固醇高、血钙偏低外，余皆恢复正常。刻下肢不肿，纳佳，兴奋多言，面虚浮潮红，眼睑不肿。咽峡红，扁桃体大，血压不高，大便正常，舌暗红，苔薄黄，脉细数。证属阴虚火热上炎，脂浊内停血分。治以滋阴降火，清血降脂。药用南沙参、麦冬、玄参、银花、牛膝、干荷叶各10g，生山楂12g，决明子（打碎）、茯苓各15g，陈皮、炒枳壳各6g。7剂，每日1剂水煎服。忌食辛辣油腻及鱼虾等发物。

二诊，面红及咽峡红减轻，胆固醇降为297mg%，大便不干不稀，仍按治疗量服激素。原方去南沙参、麦冬、元参、牛膝，加干生地、生山药各10g，丹皮5g，续进14剂，以滋阴补肾降脂。

三诊，症情平稳，上方加连翘10g，生甘草3g，续进10剂。

四诊，胆固醇仍高，激素开始减量。近日流涕，鼻干，大便稀，每日2~3次。上方加泽泻10g，干地黄、生山楂、决明子分别增至15g、18g、20g。续进10剂。

五诊，激素降为每日10片，又见纳少，易出汗，二便可，舌红少苔。上方去银花、连翘，加生黄芪15g，党参10g，炒谷芽10g，山药、茯苓分别增至15g、20g，泽泻减至6g。续进7剂。

六诊，曾停服中药五天，尿蛋白转为（±），加服中药后又降为（-），仍动则多汗，舌脉如前，上方加制首乌12g，干地黄、决明子分别增至18g、20g。续进10剂。

七诊，激素已减为隔日8片，自汗减少，上方再进10剂。

八诊，药后症情平稳，前日突发恶心呕吐，头晕乏力，白细胞计数 $12000×10^6/L$，医生怀疑为急性胃炎，遂在急诊室进行输液治疗，一天后症状缓解而出院。刻下仍纳差，偶有恶心，舌红苔薄白，脉细滑。证属脾胃不和，治以和胃健脾，佐以滋肾降浊。药用炒莱菔子、炒神曲、清半夏、炒山楂各 10g，生白术、陈皮、炒枳壳各 8g，泽泻 12g，茯苓 15g，生山药、炒干地黄各 12g，3 剂。

九诊，恶心除，纳食增，精神好转，再以五诊原方续进 3 剂。

十诊，尿生化检验均正常，出虚汗，纳、便正常，舌红苔薄，脉细数，投以六味地黄丸加味，以滋阴补肾，益气降脂。药用生熟地各 10g，制首乌 12g，山药 10g，山萸肉 6g，丹皮 5g，茯苓 10g，泽泻 5g，生黄芪 15g，党参 10g，决明子 30g（打碎），生山楂 12g，炒谷芽 10g。其后以本方加减用药，又连服 30 余剂，直至激素停服。

随访至今未见复发。

【按语】肾病综合征是临床常见病，现代医学认为引发本病的原因很多，本案似为过敏性紫癜所致，属中医的水肿。该病的治疗难度较大，西医常用激素治疗，以促进尿蛋白的早日消退。使用激素治疗虽能使尿蛋白早日消退，但往往停服后易反复。本案在使用激素后不久即请颜师诊治，使我们得以管窥颜师以中药配合激素治疗该病的经验。初诊值患儿按常量服用激素期，按中医辨证属阴虚火毒上攻，脂浊内停血分，故颜师以玄参、麦冬、南沙参、牛膝、金银花等滋阴降火解毒，决明子、生山楂、干荷叶、陈皮、枳壳等降脂除浊。药后面红等症减，知火炎之势去，故去玄参、麦冬、南沙参、牛膝等药，加生地、山药、丹皮，意在仿六味地黄丸进剂，以滋阴补肾，降脂除浊。三诊增连翘，意在增强泻火之力。四诊开始递减激素之量，故又增生地、山楂、决明子之量，并加泽泻，意在增强滋阴补肾降脂之力。五诊又见易出汗，纳少，故去金银、连翘，加生黄芪、党参、炒谷芽等，以益气健胃。六诊七诊又增制首乌等，以再增补肾滋阴降脂之力。八诊因突发脾胃不和，颜师又改为和胃健脾，佐以滋阴降脂；又恐生地甘寒碍胃，故投炙生地，以减其寒性。药后纳增恶心除，知脾胃功能复常，即改以滋肾益气降脂为治，直至停服激素。如此中西合璧，精心调至，遂收良效。

淋证（泌尿系感染）

王某，女，34 岁，干部。1992 年 1 月 18 日初诊。

一年来泌尿系感染反复发作，服西药或中药后症减，停药后又作，并呈逐渐加重之势，曾尿血一次。近一周来因心情忧郁又见尿黄、尿热、尿频、尿急、尿痛，服药效不佳，遂来求治。刻诊除见上症外，又伴胃脘不适，口干，恶心。月经按期而潮，末次为去年 12 月 30 日。舌红，苔薄黄腻，脉弦细。五年前曾因突发事故而致精神障碍，今则精神基本正常。无药物过敏史。证属膀胱湿热，兼中焦失和。治以清利湿热，通淋止痛，兼以和中止呕。药用炒黄柏 6g，鱼腥草30g（后下），蒲公英 15g，滑石 15g，木通 10g，金银花 10g，车前子 10g（包），土茯苓 30g，川牛膝 10g，益母草 10g，陈皮 10g，竹茹 6g，生甘草 3g。7 剂，每日 1 剂水煎服。忌食辛辣油腻，注意个人卫生。

二诊（3 月 29 日），上方连服 14 剂，尿痛、尿频基本消失。因故未及时就诊，刻诊尿微黄，时发尿频，伴轻微灼热与疼痛，进药时恶心，停药即止。月经正潮。舌红苔薄黄。上方去木通，加通草 5g，并减陈皮至 6g，续服 14 剂。

三诊（4 月 12 日），尿已基本不痛不频，恶心除。上方去陈皮、益母草、竹茹，加石韦 15g，白茅根 30g，续进 10 剂。并嘱其舒畅情志，调节饮食，注意卫生，以免诱发。

【按语】本案患者泌尿系感染反复发作，是因膀胱湿热而致。药后湿热虽减但未根除，故药后症减或消失，停药又常作或加重。近日因情志抑郁化火，下与膀胱湿热相合，故旧病又发；中扰脾胃灼津，故口干恶心。初诊颜师主以清利湿热，通淋止痛，兼以和中止呕，故方中除选大量的苦寒清利之品外，又投少量的陈皮、竹茹、生甘草，以和降胃气。二诊中焦渐和，而湿热未尽，且正值经期，故去功能通经的木通，以防影响月经；并减药性温燥的陈皮用量，以专注清利。三诊临床症状虽基本消失，而清利湿热仍当继续，以达除邪务尽之目的。故颜师又去益母草、陈皮、竹茹，加茅根、石韦，再进数剂，以巩固疗效。

白浊 （前列腺炎）

赵某，男，25 岁，教师。1992 年 1 月 20 日初诊。

二年前即患前列腺炎，经治效不佳。刻下小便混浊，滴沥不尽，但无烧灼感，伴溏泻，每日 2~3 次，精神萎靡，四肢无力，腰痛，舌体胖大，舌质偏红，苔薄白，脉弦滑。既往体健，无药物过敏史。证属膀胱湿热，脾肾两虚。治以清热利湿通淋，兼以健脾益肾止泻。药用鱼腥草 30g（后下），车前子 15g（包），土茯苓 30g，萆薢 15g，蒲公英 20g，白茅根 30g，芡实 15g，山药 30g，丹皮 10g，丹参 15g，赤芍 15g。7 剂，每日 1 剂水煎服，忌食辛辣油腻，慎起居。

二诊，小便已不混浊，精神好转，大便仍日行 2~3 次，不成形。舌脉同前，上方加生白术 10g，生苡仁 30g。续进 7 剂。

三诊，五个月后（6 月 1 日），患者再诊，云服上方后诸症消失，遂停药。近日排尿又有白色混浊物，伴精神疲倦，小腹时凉，便溏，日 1~2 次，纳佳。证属脾肾两虚，兼有湿浊。治以健脾益肾，固摄止泻，兼以利湿去浊。药用炒山药 15g，炒白术 12g，益智仁 5g（打碎），补骨脂 10g（打碎），沙苑子 10g，菟丝子 15g，煨肉蔻 10g，乌药 6g，丹皮 6g，丹参 10g，赤芍 10g，茯苓 20g，萆薢 15g。续进 7 剂。并嘱其药后症消，可继服香砂六君子及四神丸，以善其后。

【按语】白浊，始见于《诸病源候论》虚劳病诸候项，按中医理论辨析，本病病因不外虚实两端。虚者多因脾肾两亏，实者因于膀胱湿热，而本案则为虚实夹杂。初诊证属实多虚少，故颜师以鱼腥草、车前子、土茯苓、蒲公英、白茅根、萆薢清利湿热，泌别清浊，兼用芡实、山药健脾益肾，固摄止泻。如此，湿热除，膀胱气化复常；脾肾健，固摄精气有力。故仅进数剂即收显效。二诊精神好转，小便混浊消失，说明药已中病，而便溏泄泻仍作，乃脾虚湿邪未尽之征。故颜师以原方再进，以巩固疗效，并加白术、生苡仁以增健脾利湿止泻之力。数月后病又反复，辨析其证则为虚多实少，即脾肾阳虚兼有膀胱湿浊。故颜师主以炒山药、炒白术、益智仁、补骨脂、沙苑子、菟丝子、煨肉豆蔻、乌药健脾益肾，助阳固摄；以茯苓、萆薢利湿泌别清浊。诊毕又嘱患者可服香砂六君子丸和四神丸，意在健脾益肾，以善其后。此外，颜师在治疗的自始至终都投用了丹皮、丹参、赤芍，意在化瘀消肿，促使前列腺炎早日痊愈。

小便不利（慢性肾盂肾炎）

郭某，女，52岁，工人。1982年8月19日初诊。

患肾盂肾炎三年，时愈时犯，曾服西药治疗而疗效不著。近日又犯，小便不畅，色微黄。尿检有少量红、白细胞，但无蛋白。恐服西药无效，遂来就诊。刻下患者除见上述诸症外，又见腰痛，口干，时有心慌，舌红，苔薄微黄，脉沉细。余无异常。证属湿热下注，兼有阴虚。治当清热利湿解毒，佐以养阴。药用鱼腥草30g（后下），蒲公英15g，金银花15g，盐黄柏10g，炒栀子10g，白茅根30g，滑石15g，麦门冬10g，女贞子10g，旱莲草10g。6剂，每日1剂，水煎2次，合对，分2~3次温服。忌食辛辣油腻。

二诊，药后小便渐畅，口干，心慌等症均减。唯时感腰痛，舌红苔薄少，脉沉细。证变为肾阴不足、湿热未尽，法改为滋补肾阴、利湿解毒。药用生熟地黄各10g，山药10g，茯苓10g，泽泻10g，炒黄柏5g，白茅根30g，女贞子10g，麦门冬 10g，蒲公英 15g，金银花 15g。连服 10 剂，诸症悉退。半年后复发，仍按上法治验。

【按语】本例病属西医的慢性肾盂肾炎，治疗颇为棘手，故历时三年而效不著。鉴于三年中患者总以小便不利为主症，故将其归入中医的小便不利证。中医理论认为，引发本症的原因主要有肺失宣肃、脾肾阳虚、湿热下注或气滞湿阻等，而具体到临床则更为复杂。本例先因湿热下注，而湿热蕴久必然伤阴，致使湿热与阴虚交错，给治疗带来了困难，若专事清利则伤阴难免，而滋阴不当则碍于利湿。颜师圆机活法，标本兼顾。初诊因病新犯，小便不利加重，并伴灼热，此时若不重用苦寒清利之品，不足以顿挫病势，故选用大量苦寒的鱼腥草、公英、银花、黄柏、山栀、茅根、滑石，以清热利湿解毒；佐以常量滋腻性小的女贞子、旱莲草、麦冬等补阴之品，以补真阴。二诊湿热虽去大半而尚未尽，但真阴亏虚急待补充，故改以滋阴为主，清利湿热为辅，方用知柏地黄丸加减。因原方山萸肉性温涩敛，有助湿生热之弊；知母虽滋阴但腻滑，恐与生地相合引发膈腻肠滑，故一并去之。增银花、公英、茅根，意在清利未尽之湿热；加麦冬、女贞子，意在增强滋阴之力而又不致腻膈滑肠。如此周全灵活，显效自然可得。

尿血 1 (精囊炎、前列腺炎)

冯某，男，23 岁，司机，未婚。1993 年 1 月 28 日初诊。
1986 年秋踢球时曾伤及外阴部，至 12 月尿血，经治而愈。1989年12月又发尿血，经治又愈。去年底再发尿血，并有血块。药后排尿肉眼未见有血，但尿常规检验仍有红细胞2~3个，大便时常排出血尿。伴阴囊潮湿，会阴部胀麻。西医诊断为精囊炎、前列腺炎，服用西药止血药效不佳，遂来就诊。刻下又伴咽干饮少，纳可，大便不干日一次，舌红苔薄黄，脉弦数。证属血热夹瘀夹湿。治以清热泻火凉血，化瘀利湿止血。药用生地黄15g，木通10g，生甘草5g，淡竹叶10g，银花10g，蒲公英15g，丹参24g，丹皮10g，赤芍15g，当归6g，鱼腥草30g（后下），滑石15g，陈皮6g。7剂，每日1剂水煎温服。忌食辛辣油腻及肥甘厚味。

二诊，药后尿常规检验，红细胞消失，大便时也不尿血，会阴部麻胀感减，但仍有隐痛。每周遗精一次，遗精后会阴部胀麻感亦减，眠差梦多，口唇干不欲饮水。近日因工作着急生气，又致纳食不佳，时有干呕或泛清水。舌红根苔薄黄。证属肝胃不和，下焦湿热未清。治以疏肝和胃止呕，清利湿热止血。药用柴胡10g，法半夏10g，黄芩6g，炒黄柏6g，萆薢15g，土茯苓30g，生苡仁30g，丹皮10g，丹参24g，赤芍15g，蒲公英15g，当归6g。7剂。

三诊，药进干呕泛水除，遗精未见，会阴部仍胀麻，阴囊潮湿，尿黄，大便不干，尿中红细胞1个。舌嫩红，苔少，脉弦数。再投一诊方加减为治，连服20余剂，血尿未发。并嘱其戒酒，忌食辛辣肥甘，避免剧烈运动，以免诱发。

【按语】《丹溪心法·尿血》云："尿血，痛者为淋，不痛者为尿血。"本案属后者。引致尿血的原因很多，本案是由血热夹瘀夹湿所致。而血热是因相火亢盛所生，瘀血是由火邪灼血炼液和外伤所成，阴囊潮湿与会阴胀麻又为下焦湿热之兆。血热当凉，相火当泻，瘀血当化，下焦湿热又当清利。初诊颜师据此立法组方，故收显效。二诊虽尿血基本消除，但因生气着急又致肝胃不和，干呕泛水。颜师随证变法，主以疏肝和胃，清利湿热，兼以凉血止血。药后肝胃和，呕逆止，颜师又回归原法，再以一诊方加减为治，连服20余剂，终收全功。

尿血 2 <small>（左肾萎缩、积水）</small>

张某，男，59岁，干部。1992年5月4日初诊。

1973年左腰部曾被马车轧过，后又查出左肾萎缩积水。1985年在日本国学习考查期间曾尿血，病因未查清，经服西药治愈。一月前又突发尿血，原因不明。今每日尿血最少一次，尿中有血块，并伴口苦，脘胀食后加重，大便不爽，舌质暗红，舌边苔腻，脉弦细数。证属血瘀出血，兼热夹湿。治以化瘀止血，佐以凉血利湿。药用仙鹤草30g，生地炭12g，阿胶珠10g，地榆炭12g，血余炭12g，炒蒲黄10g（包），当归6g，三七粉6g（另包，分吞），白茅根30g。7剂，每日1剂水煎服，忌食辛辣油腻，忌饮酒，远房事。

二诊，病者连声叫好，云药后胃胀、口苦除，纳佳，大便通畅，尿血次数减少。今晨未尿血，小腹及会阴部甚感舒服。苔转薄腻，脉细数。上方加土茯苓30g，炒山栀10g，续进7剂。

三诊，服药期间只尿血一次，仍有血块，口微干欲饮，苔转薄黄腻，脉如前。上方去土茯苓加麦冬 10g。连进 7 剂，尿血未作。

四诊，从昨起又尿血，每次量甚少，小便完后微有血出，但无血块，且排尿时茎中热。大便不畅，牙痛，咽痛，口干，舌脉同前。治以清热凉血，化瘀止血，兼以利湿。药用黄柏 10g，知母 10g，生地榆 12g，生槐花 15g，生地黄 12g，生蒲黄 10g（包），白茅根 30g，炒山栀 10g，仙鹤草 30g，阿胶珠 10g，血余炭 10g，全瓜蒌 30g，三七粉 10g（另包，分冲）。7 剂。

五诊，咽痛，牙痛，尿血均已，大便仍不畅，小便微有灼热。并伴打呃，泛酸，小腹胀，虚恭多。药用仙鹤草 30g，地榆炭 12g，炒槐花 15g，血余炭 10g，炒蒲黄 10g（包），白茅根 30g，三七粉 6g（分吞），陈皮 10g，大腹皮 10g，炒枳实 6g，熟军 10g，3 剂。

六诊，大便畅日一行。昨日因饮少量葡萄酒，又致尿血，但量甚少，且尿色黄，小腹仍胀，苔腻中厚。上方去熟军，炒枳实改炒枳壳 10g，并加槟榔 10g，青皮 6g，小蓟炭 12g，藕节炭 5g，炒莱菔子 10g。再进 10 剂，以巩固疗效。并嘱其日后忌酒。

随访半年未发。

【按语】本案与前案一样，均属中医尿血病。前案患者正值青年，体强阳旺，除尿血外，又伴精囊炎、前列腺炎，证属血热夹湿夹瘀，故颜师将清热泻火、凉血止血放在首位。本案患者已届花甲，机体老化，且尿血原因不明，尿中血块常有，舌质暗红，证属血瘀出血，夹热夹湿，故颜师将化瘀收敛止血放在首位。如此同病异治，足见颜师技艺精湛。

又，按《临床中药学》常将止血药分为收敛止血、化瘀止血、凉血止血、温经止血四类，而临床常据情混合应用，使收敛凉血而不留瘀，活血化瘀而不动血。颜师深谙此点，在本案治疗的各诊处方中，均将化瘀、收敛、凉血三类止血药合用，并随证确定孰多孰少，孰主孰次。初诊至三诊，热象不著，颜师即用大量化瘀和收敛止血药，如三七、当归、仙鹤草、炒蒲黄、血余炭、阿胶珠等；兼用少量的凉血止血药，如白茅根、地榆炭等。至四诊证见口干、牙痛、咽痛、排尿时茎中热等，乃火热偏盛之象，颜师又改投大量清热泻火凉血止血药，如黄柏、知母、生地、生地榆、生槐花、生蒲黄、白茅根、全瓜蒌、炒山栀等；减少收敛化瘀止血药，只用三七、仙鹤草、血余炭等。五诊六诊，热势减，又复如初诊用药。此外。颜师还注意兼证的治疗，方中明示，此不赘述。

鼻衄

王某，男，38 岁，工程师。1992 年 6 月 23 日初诊。

数月来每天晨起打喷嚏即鼻衄，天热及心烦时出血量增多，且色鲜红。曾服西药止血药多时，效不显著。前日又感冒，鼻衄加重遂来求治。刻下除打喷嚏即鼻衄外，又伴流清涕，声重，口苦，咽干，出汗，尿黄。大便正常，舌尖红，苔薄白，脉弦数。既往曾患膀胱炎，无药物过敏史。证属风热袭表，火蕴血热。治以疏散风热，凉血止血。药用桑叶、菊花、银花、连翘、黄芩、炒苍耳子（打碎）各 10g，生甘草 3g，白茅根 30g，侧柏炭 15g，仙鹤草 30g，牛膝 12g。4 剂，每日 1 剂水煎服。忌食辛辣油腻和饮酒。

二诊，出血次数及量均减，仍鼻干，鼻孔内有红泡，口干欲饮水，心烦急躁，余症皆消。证转邪热未清，血热伤津，治以清热凉血止血。药用桑叶、银花、连翘、炒山栀、丹皮、赤芍、黄芩各 10g，细生地 12g，侧柏叶 15g，白茅根 30g，仙鹤草 30g，牛膝 12g，生甘草 5g。续进 7 剂。

三诊，药后仅出血 2 次，唯口干甚，尿黄。上方去桑叶、生甘草，加阿胶珠 10g，旱莲草 15g，生地、牛膝均增至 20g，赤芍增至 15g，续进 7 剂。

四诊，服药间仅出血一次，仍口、鼻、咽干，便秘。上方去黄芩加玄参 12g，续进 7 剂。

五诊（8 月 6 日），上方连进 14 剂，未见鼻衄，大便日行一次质稀，仍鼻、咽干，饮水多。治以清热凉血，滋阴生津。药用连翘、丹皮、赤芍、牛膝、丝瓜络、天花粉、麦冬、玄参各 10g，滑石、银花各 15g，绿豆 30g，生甘草 5g。7 剂。并嘱药后如鼻仍干，可再服 7 剂，以善其后。

【按语】颜师治疗本案有以下特点：一是在动态中确立主证。患者因血热鼻衄数月就诊，然颜师在初诊却未将此作为主证。这是因为是时患者感冒仅二天，且感冒症状较重，如不先治感冒，则无法进行下一步治疗，故颜师将风热感冒作为主证，将血热鼻衄权作兼证。二诊表证解，颜师遂将血热鼻衄作为主证进行治疗，直至痊愈。二是主以凉血止血，佐以活血化瘀。本案因火蕴血热而致衄，热灼血液又可致瘀，瘀血又使血流不畅，加重出血。故颜师在各诊方中均酌加牛膝、赤芍、丹皮等，如此与方中诸药相合，遂使血凉、血畅、血流循经，出血即止。三是遣药组方注意随时令用药，如五诊正处炎热夏季，颜师遂在方中加入滑石、绿豆、生甘草等清热解暑生津之品，以达增强清泄内热和兼以清解暑热两相兼顾之目的。

癥瘕　鼻衄（肝硬化、脾肿大）

郭某，男，67 岁，退休干部。1991 年 11 月 21 日初诊。

便秘十年。查出肝硬化、脾大五年，并伴食管静脉曲张。半月前因着急上火而致鼻衄，近日加重。经多方治疗乏效，遂来请颜师诊治。刻下鼻衄每 1～2 日必发一次，色鲜红，并伴口干、便干、尿黄，肝区不适但不痛，舌暗红，苔黄腻，脉弦滑有力。B 超示：肝硬变表面不整稍大，脾大，脾门静脉高压。生化检验：谷丙转氨酶 300U/L，血脂高，血小板 7 万。血压 160/80mmHg，心电图示：窦性心律，S-T 段轻度改变。既往曾患肾炎，有大量吸烟史，今已戒掉。无药物过敏史。近病医院怀疑为肝癌，但未告诉本人。证属肝阳化热，迫血妄行；血瘀癥瘕，肝胆湿热。治先拟平肝清热，凉血止血，后再化瘀消癥，清利湿热。药用代赭石 20g（打碎，先下），夏枯草 15g，黄芩 10g，炒山栀 10g，赤芍 12g，丹皮 10g，干地黄 15g，大蓟、小蓟各 12g，侧柏叶 15g，白茅根 30g，生牛膝 15g。4 剂。每日 1 剂水煎服。忌食辛辣油腻生硬炙烤及鱼腥发物，宜清淡稀软饮食。

二诊，鼻衄减，近日化验血小板 8.53 万，出凝血时间各为 2 分钟。舌红苔黄腻发黑。上方去夏枯草、大蓟、小蓟、侧柏叶、加板蓝根 30g，蒲公英 20g，鳖甲 30g（打碎，先下），生牡蛎 30g（打碎，先下），决明子 30g（打碎），7 剂。

三诊，鼻衄未发，纳可，大便正常，血压 150/100mmHg。上方去黄芩加茵陈 20g，续进 7 剂。

四诊，鼻衄未发，大便畅快，唯口干纳不佳。苔黄腻，脉弦滑带数。血压 164/70mmHg。上方去生地、牛膝、茅根，加丹参、青陈皮各 5g，炒谷芽、麦芽各 12g。续进 7 剂。

五诊，鼻衄仍未发，大便正常，口干欲饮，纳食欠佳。上方加生山楂、炒山楂各 10g，续进 3 剂。

六诊，鼻衄愈，仍口干且苦，血压 160/98mmHg。治改为化瘀消癥，清利湿热。药用刺蒺藜 12g，丹参 30g，赤芍 15g，水红花子 15g，鸡内金 10g，郁金 12g，鳖甲 30g（打碎，先下），生牡蛎 30g（打碎，先下），茵陈 30g，炒山栀 10g，蒲公英 20g，决明子 30g（打碎），青皮、陈皮各 6g。药进 7 剂后感觉良好，遂以本方化裁进剂。或每日 1 剂，或隔日 1 剂，或连进数日再间歇数日，历时 3 年有余，先后共进 300 余剂。迨至 1994 年 7 月，患者除肝区偶有不适，腹微胀外，余无不适，且面色红润，肝功正常。然 B 超仍示肝呈弥漫性病变，稍大。为此，特建议患者继续服药治疗。并时刻注意病情变化。

【按语】本案患者多病，其中最主要的是鼻衄与癥痕（即肝硬化、肝脾肿大）。颜师就此对患者进行了长达三年多的治疗。第一阶段即从初诊至第五诊，以治鼻衄为主，兼顾癥痕及肝胆湿热等。按其初诊症状，病因为血热妄行无疑，然热从何来？属何经何脏？必须弄清。颜师根据患者的临床症状及发病过程，判定其因肝阳化热、热邪扰肺所致。颜师认为此时不能唯以凉血止血为治，肝阳不平，火热难清，若单以凉血止血为治，恰似扬汤止沸，只能使出血暂轻，只有平肝清热与止血共施，才能使阳平热去、血凉衄止。故方中以既能镇逆平肝又能凉血止血的代赭石为主，辅以清肝泻火、凉血止血的夏枯草、炒山栀、黄芩、生地、大蓟、小蓟、侧柏叶、白茅根等，佐以凉血化瘀的赤芍、丹皮和化瘀通经并引血引热下行的牛膝，并随证加减。诸药相合，不但平肝清热凉血止血力强，而且化瘀通脉无留瘀之弊，故收药到病减，再进衄止之效。至于赭石善镇逆平肝、凉血止血，本草早有记载，其中以张锡纯《医学衷中参西录》论述最彻，最为推崇，并录治鼻衄验案以加印证。颜师深谙此点，临床善以赭石为主治气逆、火逆之出血，并每收良效，此案可见一斑。

第二阶段转为治癥瘕为主，兼以清利肝胆湿热。颜师认为治癥瘕（肝硬化、肝脾肿大）不能急于求成，也不可能速效，应缓图久治，长期用药。而长期用药又会带来许多问题，一则久久用药难免不伤脾胃，故遣药组方不能只顾消削攻伐，而置脾胃的承受力于不顾，应在方中酌加健脾胃之品，以消削攻伐与保护脾胃两相兼顾。二则兼证常多，且不断变化。故不能唯以消削为治，应根据兼证的不同与变化随时调整处方。甚则可以兼证为主进行治疗，当兼证缓解或消除后，再行消削。三则病人不能坚持，常半途停药，致使前功尽弃。故需鼓励病人坚持用药。在此思想指导下，颜师在方中主以丹参、赤芍、水红花子、鳖甲、生牡蛎、郁金、鸡内金、刺蒺藜等化瘀消癥，兼以茵陈、山栀、公英、决明子等清利肝胆湿热，佐以青皮、陈皮并合鸡内金健胃消食，并随证加减，连续用药 300 余剂，历时 3 年余，终收显效。

癥瘕（回盲部炎症）

胡某，女，83 岁，退休职工。1993 年 2 月 15 日初诊。

患高血压三十年，冠心病五年。近半年来身体消瘦，体重渐减，面色发黄，时有盗汗。一月前发现右上腹有一包块，伴低热（37.2℃），曾住院治疗，X 线平片示下腹部炎性粘连，血常规查验白细胞计数 $9000 \times 10^6 \sim 10000 \times 10^6/L$，诊断为回盲部炎性病变，不排除肿瘤。医生建议手术探查，因年高体弱，家人及本人均不同意，希望用中药治疗。他医曾投药半月而效乏，遂出院求治于颜师。刻诊除见上症外，又见大便秘结，每日一次。按触腹部柔软，右下腹有一10cm×6cm 包块，中等硬度，边缘清楚，微有压痛，推之稍动。体温 37℃，血压 150/85mmHg，小便正常，纳可，舌淡红，苔薄黄，脉弦滑无力。余无异常。证属热毒瘀结大肠，治以清热解毒通肠，化瘀散结消肿。药用银花 10g，连翘10g，败酱草 15g，丹参 30g，赤芍 15g，炮山甲 10g，当归10g，桃仁 10g，红花 10g，牛膝 15g，制乳香 5g，制没药 5g，全瓜蒌 15g。6 剂，每日 1 剂，水煎 2 次，合对，分 2~3 次温服。忌食辛辣油腻。

二诊，药进低热见退（36.4℃），头晕，大便稀软，每日 1 次，纳佳。偶感肿块周围刺痛，按触肿物似有缩小。血压 175/90mmHg。治用原方，瓜蒌减为 12g，增当归至 15g，并加生苡仁 30g，续进 7 剂。

三诊，头晕已，血压 150/85mmHg，二便正常，纳食减少。从昨起又见低热（37.8℃），原方去乳香、没药、红花、牛膝，加白薇 12g，鸡内金 10g，陈皮 10g，再进 7 剂。

四诊，热退，肿块略有缩小（约 6cm×8cm），原方去白薇加生甘草 5g，连进 10 余剂，病情见轻，体力增强。数月后其女来告，病情稳定，低热未作，包块未增大。

【按语】颜师治疗本案用心良苦，组方遣药严谨周全。首先，选银花、连翘、败酱草，意在清热解毒与化瘀散结双管齐下。其次，投大量活血化瘀之品，意在集中力量消散肿块。其中重用凉散的丹参、赤芍、穿山甲，配用平散的桃仁、牛膝、没药，佐用温散的当归、红花、乳香，如此既能增强化瘀消肿之力，又不使寒凉太过，不利瘀滞的消散。其三，泻热通肠不用硝黄而用瓜蒌，一则因其缓通少伤正气，二则取其兼能消肿散结，以利包块的消散。其四，不忘保护胃气。如乳没辛香苦燥，易伤胃致呕吐，故均投小量，且但见纳减即去之，并加鸡内金、陈皮，以保胃健胃。

痹证 1 （风湿性关节炎）

刘某，女，24 岁，大学教师。1993 年 7 月 5 日初诊。

今年二月帮同事搬家，因劳累出汗着风寒而致腕、指、膝、趾关节疼痛。经住院治疗，腕、指、趾关节疼痛虽已，而膝关节并跟腱疼痛不已。着凉加重，活动减轻。曾服西药治疗月余乏效，遂来求治。刻下症如上述，又伴膝关节屈曲不利，痛处不红不肿。二便正常，月经按期而行，量少色黑，不痛不胀，白带多，末次月经6月20日。舌质暗红，苔白腻，脉弦滑。1989年曾患支气管炎，无药物过敏史。证属风寒湿痹，血亏气虚。治以祛风散寒除湿，通络止痛，养血益气。药用独活5g，桑寄生30g，萆薢15g，防己12g，生苡仁30g，牛膝12g，千年健12g，桑枝15g，鸡血藤15g，当归15g，炒白芍12g，生黄芪12g。7剂。每日1剂，水煎服。忌食生冷，慎避风寒，免着凉水。

二诊，药后关节疼痛和白带多原已减轻，前日不慎着凉，关节痛又加重。且伴恶寒，无汗，喘咳痰多色微黄，大便稍干。月经将至。证除风寒湿痹和血虚气亏外，又新添风寒袭肺客表之证。治以宣肺发表，除痹通络，养血益气。药用炙麻黄4g，苦杏仁10g（打碎），生甘草5g，桂枝6g，炒白芍10g，白前10g，竹茹10g，生苡仁30g，独活5g，桑寄生30g，防风、防己各10g，生黄芪10g，当归15g，桑枝15g。连服14剂，喘咳平，膝关节痛大减，月经量增多，色转红，白带减少。唯蹲下困难。舌红，苔薄白，脉细滑，再投一诊方加秦艽10g，连进10剂。嘱其除遵前述禁忌外，还要适当锻炼，以增强体质。

【按语】本案患者始病于阳历二月，是年二月正值孟春之际，此时北京天气寒冷，风寒仍然肆虐；患者平日易患感冒，月经量少，乃气虚血亏不能卫外之征；白带多乃体内湿盛之兆；再加劳累出汗，致使风寒夹湿侵袭经络及关节，痹阻血脉，故诸关节疼痛，屈曲不利。动则血脉流畅，故痛减；着凉则邪盛，故痛增。颜师治以补虚与祛邪兼施，投独活、萆薢、防己、生苡仁、桑枝、千年健、牛膝等祛风散寒除湿，通络止痛；寄生、当归、鸡血藤、炒白芍既补血，又活血通络祛风；生黄芪益气通脉，故收显效。二诊药后痹痛之疾本减，又因新感风寒引发表证和痰浊阻肺之疾，颜师又改法为治，原方去鸡血藤、牛膝、萆薢、千年健，加麻、杏、草、桂、白前、竹茹，既祛风散寒，平喘止咳；又通络止痛，养血益气。三诊咳喘平，表证解，又复用原法，投一诊方加秦艽，以增强祛风湿通经络之力，并连连进剂，遂使诸疾向愈。

痹证 2（风湿性关节炎）

季某，女，30岁，农民。1992年1月16日初诊。

一年来全身关节疼痛，四肢关节肿胀，肿处不红，无灼热感。并随天气阴晴变化而加重或减轻。在河北某地方医院经中西医药治疗乏效，遂专程来京求诊。刻下四肢关节疼痛，两踝及膝关节肿大、不红，指、趾关节未变形。并伴胃脘痞满，嘈杂反酸，口干咽痛，尿黄，便干每1~3日一次。月经正常，末次月经昨日刚完。舌暗红，苔白腻，脉弦滑。既往曾患肾盂肾炎，无药物过敏史。证属风湿入络，湿热中阻，治以祛风通络止痛，清热除湿和中，佐以通肠。药用防风、防己、秦艽各10g，络石藤、萆薢、牛膝、赤芍各15g，银花藤30g，丹参30g，当归6g，法半夏、黄芩、郁金各10g，全瓜蒌24g。10剂，每日1剂水煎服。忌食辛辣油腻及生冷，慎起居免着凉及沾凉水。月经期停服。

二诊（2月16日），口干咽痛及脘痞嘈杂反酸均已，大便畅顺日一行，关节肿痛见轻，唯感四肢发酸发沉，乏力，月经刚过。舌脉如前。上方去法半夏、黄芩、郁金、全瓜蒌、络石藤、银花藤；加威灵仙10g，鸡血藤、桑枝、生黄芪各15g，生苡仁、桑寄生各30g；赤芍、丹参分别减至10g、20g。续进14剂。并建议去医院进行复查。

三诊，关节痛减，已能忍受，又见下肢发凉，怕风，触按冰凉。2月26日去医检查，结果：尿常规（-），血沉10mm/h，白细胞 $10500×10^6$/L，淋巴细胞48%，抗链球菌溶血素"O"500U以下。以二诊方加熟附片6g（先下），续进10剂。

四诊，服药时脚已不凉，停药后仍有凉感。踝膝关节肿消，手胀明显好转，上方减附片用量至4g，再进14剂。

五诊，全身已感有力，下肢已不凉，唯关节时痛，腿沉。原方去桑枝、附片，加土茯苓30g，续进14剂，以善其后。

【按语】 颜师治疗本案颇具特色。首先，将兼证的治疗放在初诊的重要地位。颜师临证一向注重调护脾胃，本案初诊兼湿热中阻、脾胃不和，如不及时调理，必对主证的治疗不利，故颜师在初诊即将清除中焦湿热、调理脾胃放在重要地位，投入大量的瓜蒌及半夏、黄芩、郁金等。其次，在动态中辨识寒热。初诊患者口干咽痛，尿黄，便干，当属邪热较重，故颜师在方中一方面投瓜蒌、黄芩等寒凉清泄之品，专以清热，另一方面又选择既能祛风湿，又药性寒凉的银花藤、络石藤、防己等，以兼顾清热。二诊热邪顿挫，再过用寒凉恐有伤胃伏邪之弊，故颜师去掉瓜蒌、黄芩、银花藤等，减少赤芍、丹参的用量，并增威灵仙、鸡血藤、桑寄生等性温或性平之品，以降低处方整体的寒凉之性。三诊见下肢发凉怕风，知为阳虚生寒所致，故颜师在方中加辛热助阳之熟附片。五诊下肢凉感除，知阳复寒去，故颜师又去附片等，以防久用辛热而助火生热。其三，扶正祛邪并用。本案历时年余，颜师认为当属久痹，治疗不能单用辛温燥散，必须扶正祛邪兼顾，至于孰多孰少，当据情而定。颜师治痹证扶正多从补气血、益肝肾入手，补气喜用生黄芪，因其既补气，又行滞利湿，且少甘腻；补血喜用当归、鸡血藤，因其既补血，又活血通络祛风，且能散寒；补肝肾喜用牛膝、寄生等，因其既能补肝肾强筋骨，又能祛风湿通经络。颜师在本案的各诊中相继选用。

痹证3 <small>（风湿性关节炎）</small>

孙某，女，55 岁，工人。1992 年 3 月 12 日初诊。

全身关节窜痛数年，下肢尤甚，夏轻冬重，天变加重。从 1991 年起明显加重，经多方治疗，效果不理想，遂来求治。刻诊除见上症外，又见下肢胀麻微肿，按之微凹，踝关节、膝关节酸沉发热，行走不便，但不红不肿。全身畏寒，面色萎黄，纳佳，二便调。舌暗红，苔薄白，脉细滑。既往无它病，无药物过敏史。证属风寒湿痹夹热。治以散风除湿，通络止痛，兼以清热。药用防风、防己各 12g，秦艽 12g，威灵仙 10g，萆薢 15g，生苡仁 30g，土茯苓 30g，木瓜 10g，忍冬藤 30g，络石藤 15g，生牛膝 15g，当归 6g，赤芍

10g。7剂，每日1剂水煎服。忌食生冷辛辣油腻，忌沾凉水及淋雨着寒。二诊，下肢发热感大减，疼痛略减，余如前，上方加赤小豆30g，续进7剂。

三诊，下肢热感基本消失。余症改善不大，上方去络石藤，当归增至10g，加熟附片6g（先下），川芎10g，乌梢蛇30g。续进7剂。

四诊，腿胀虽减轻但仍肿，又见手胀，臂痛加重，且仍畏寒，着凉诸症加重。上方将熟附片增至10g，续进7剂。

五诊，四肢凉、胀、痛见轻，口不干，汗多，出汗后全身舒服。上方去忍冬藤加桂枝6g，炒白芍10g，海风藤10g，续进10剂。

六诊、七诊，以上方去附片、海风藤，加鸡血藤20g，桑寄生30g，桑枝15g，连进20剂，腿胀等又有减轻。

八诊至十二诊，以上方加减连进50余剂，诸症渐轻。

十三诊，关节酸沉感基本消失，仍多汗，怕冷，改以黄芪桂枝五物汤加减为治，药用生黄芪15g，桂枝10g，生赤芍、炒白芍各10g，川芎10g，当归10g，红花10g，牛膝15g，秦艽10g，防风、防己各12g，木瓜10g，萆薢15g，桑枝15g，桑寄生30g，乌梢蛇30g。连服30剂，诸症基本消失。行走方便，面色红润。

【按语】本案患风湿痹痛数年，久治乏效，当属中医顽痹，治疗颇有难度。颜师抓住根本，守方化裁，连续进剂，终取显效，综观颜师对本案的治疗，大约可分为三个阶段。初诊、二诊为第一阶段，此时从整体上说，患者虽证属风寒湿痹，但有化热倾向，故下肢局部有热感，颜师用药重在祛风除湿通络止痛，兼以清热。因热势不甚，限于局部，故其清热作用不是通过专加苦寒清泄之品来实现，而是通过在方中选用大量忍冬藤、络石藤、防己、牛膝、赤芍等寒性祛风湿通经络药来兼顾的。三诊至十二诊为第二阶段，此时下肢局部发热感消失，知化热倾向得以控制，颜师即转以祛风寒湿、通络止痛为治，去掉方中药性寒凉的忍冬藤、络石藤，并加辛热散寒除湿通脉的附片、桂枝等，以增强药力。如此连续进剂，终使风寒湿邪渐去，诸症渐轻。此外，方中所用当归、寄生、白芍、木瓜等又有不同程度养血益筋作用，合方中其他诸药，实有扶正祛邪之妙。十三诊至治疗结束为第三阶段，此时风寒湿邪虽大半被除，而正气虚衰未得从根本上纠正，况且久病又必兼瘀。颜师认为此时若仍按单以祛风寒湿、通络止痛之原则为治，实难进一步取效，故改为主以益气养血、化瘀通络，兼以祛风寒湿，方以仲景《金匮要略》黄芪桂枝五物汤去姜枣加川芎、当归、红花、牛膝、防风、防己、秦艽、寄生、乌梢蛇、萆薢、木瓜、桑枝等。如此扶正祛邪连连进剂，遂使患者气血旺盛，运行有常，风寒湿去，不易再犯，痹证何愁不愈！

痹证 4 （类风湿性关节炎）

霍某，女，49 岁，教师。1992 年 2 月 20 日初诊。

因久居潮湿，经常咽痛，致关节痛三年。1990 年 6 月去医院诊治。诊断为类风湿性关节炎，血沉 25mm/h，抗链"O" 200U，类风湿因子阳性，血铁、血钙偏低。经服中药治疗好转。1991 年 8 月复发，血沉 34mm/h，抗链"O"

800U。全身关节痛，颈部及膝关节尤重，遇冷或着凉水加重。X线平片示颈椎骨质增生。经多方治疗效果不佳，且致便秘，遂来求治。刻下除见上症外，又见咽痛，遇热或食辛辣加重，饮食正常，尿不黄，闭经四年。查指、趾小关节略膨大变形，膝、踝关节膨大不明显，均不红不肿。舌尖红，少苔，脉弦细数。证属风湿入络，阴血亏虚。治以祛风除湿，通络止痛，兼以养血滋阴。药用秦艽 10g，防风、防己各 10g，威灵仙 10g，木瓜 10g，萆薢 15g，桑枝 15g，桑寄生 30g，怀牛膝 15g，当归 10g，生赤芍、炒白芍各 10g。7 剂。每日 1 剂水煎服。忌食辛辣，油腻及生冷，慎避风寒，忌着凉水。

二诊，关节痛未加重，咽痛减，大便仍干。原方增当归量至 15g，加银花藤 30g，络石藤 15g，再进 7 剂。

三诊，半年后（8 月 17 日）来诊，云连服上方 20 余剂，诸症基本消失，再加工作忙，未来复诊。近日因天变，关节痛加重，并伴心悸，失眠多梦，眼干，口干，乏力，食炒花生等即咽干发憋，舌红少苔，脉细滑。证同前而阴虚明显，以二诊方去木瓜、桑枝，加干地黄 12g，夜交藤 30g，连进 14 剂，诸症缓解而又未续诊。

四诊，1993 年 1 月 28 日来诊，云旧病复发，再以三诊方加减，连进 20 余剂。

七诊，四个月后（1993 年 6 月 14 日）就诊，云服上方后关节痛好转，近因食炒花生米，感受风热。而致喉头水肿。咽微红而痒，微咳，胸闷不畅，舌红苔薄黄，脉弦滑。证属热毒上攻，肺失清肃。治以清热解毒利咽，清肃肺气，兼以理气宽胸。药用桔梗 6g，生甘草 5g，银花 12g，连翘

10g，川贝母 10g，苦杏仁 10g（打碎），芦根 30g，赤芍 10g，丹皮 6g，通草 5g，郁金 10g，炒枳壳 6g。

八诊，药进 7 剂，咽痒、咳嗽已，咽痛减，又见手指关节痛。手臂发麻，便稀，血沉 27mm/h，抗链"O"800U，脘腹隐痛。治以解毒利咽，祛风除湿，兼以理气和中。药用桔梗 6g，生甘草 5g，银花藤 30g，络石藤 15g，丹皮 6g，赤芍 6g，生白术 10g，茯苓 20g，生苡仁 30g，陈皮 10g，香附 10g，苏梗 6g。药进 7 剂，喉头水肿除，脘腹隐痛已，余症如前。上方去丹皮、赤芍、陈皮、香附、苏梗，加秦艽 10g，豨莶草 12g，桑寄生 30g，牛膝 12g，桑枝 15g，防己 12g，连进 20 余剂，诸症基本消失，血沉与抗链"O"接近正常，类风湿因子转阴。

随访一年，关节痛基本未发。

【按语】类风湿性关节炎属中医痹证范畴，临床治愈比较困难。本病病程长，常表现为邪实正虚之候，故颜师治疗本病主张祛邪与扶正兼施。他认为引发本病的邪气主要是风寒湿三种，并常兼血瘀或化热，临证治疗要始终将祛风寒湿、化瘀通络止痛放在重要的地位，若有化热倾向或已化热者，当配寒凉清热之品。本病的正虚在不同的患者或同一患者的不同时期可有不同，气血阴阳虚均可见到，不能一概而论，到底是补气、养血，还是滋阴、助阳，或者兼而用之，当据具体病情而定。若在治疗当中患者又感新疾，又当按轻重缓急另作处理。颜师在对本案一年半的治疗过程中，始终贯彻了这一思想。他对本案的治疗大概可分为三个阶段，第一阶段包括初诊、二诊，初诊主以祛风湿通络止痛，兼以养血滋阴。二诊增当归用量，一为增强补血化瘀止痛之力，二为润肠通便，以治便秘；加银花藤、络石藤，一为增强祛风湿通络止痛之力，二为清热凉血，治疗咽痛。第二阶段包括三至六诊，守方加减进剂，巩固疗效。其中，三诊时去木瓜、桑枝，加干地黄、夜交藤，一为增强滋阴养血之力，二为安神治心悸失眠。然干地黄性寒滋润滑肠，患者便干投生品，而便稀投炙品。第三阶段即七诊之后，先时主要是针对患者新患火毒上攻、肺失清肃之证展开治疗，待新病愈后即转为专治关节痛之旧疾。如此环环相扣，方方见功，终使顽疾基本治愈。

热痹（腱鞘炎）

石某，男，70岁，退休工人。1994年1月10日初诊。

右手腕至手指红肿热痛四天。西医诊断为腱鞘炎。不愿服西药，遂来求治。刻诊除见上症外，又见口干喜饮，体胖无汗，纳食与二便均正常，舌红苔薄微黄，脉弦滑。既往无外伤史，两手背及下肢局部皮炎。曾患脑血栓、冠心病。血压偏高（150/95mmHg）。余无异常。证属热毒入血，瘀血滞络。治以清热凉血解毒，化瘀通络消肿。药用荆芥穗6g，金银花15g，连翘10g，蒲公英15g，干地黄12g，丹皮10g，丹参15g，赤芍15g，当归6g，天花粉12g，制乳香、制没药各6g，7剂。每日1剂水煎服，忌食辛辣油腻及鱼腥发物。

二诊，五个月后（6月20日）又来复诊，云服上方7剂，诸症消失，遂去西安串亲戚。其间又发右下肢红肿热痛，经当地中医以上方加减治疗消失。回京月余未发，三天前右下肢红肿热痛又作，踝关节尤重。伴右腹股沟淋巴结肿大，口干口苦，喜饮水，多汗，尿黄，大便不干。查右下肢红肿，皮肤粗糙，按摸肿硬灼热。舌红苔薄黄，脉弦滑。证属血热瘀阻，湿毒下注。治以凉血散瘀，清泄下焦血分湿毒。上方去芥穗、制乳香、制没药，加炒山栀10g、土茯苓30g、生苡仁30g、生牛膝15g，连进10剂。

三诊（7月11日），右下肢肿基本消退，近日下雨潮湿，右脚趾掌关节处红肿四天，行走不便，舌红苔黄腻，余无异常。治宗原法，二诊方加防己12g，再连进10剂。嘱其药后病已可再连服数剂，以巩固疗效。

翌年春，家人来就诊时告曰，按嘱连服20余剂，至今未发。

【按语】本案属中医热痹，因血热瘀毒所致，颜师投以凉血解毒、散瘀通络之品，故每能取验。先时笔者曾对颜师在初诊方中用荆芥穗一药甚为不解，遂请教于他，颜师云：按《杂病源流犀烛·诸痹源流》本病是由"脏腑移热，复感外邪"所致，治疗时除以苦寒清泄血分热毒外，还需据情加入辛凉透散之品，荆芥穗功同荆芥而力强，其性平善凉散血分热毒，正如张寿颐所云："荆芥入血分，清血热""散瘀导结"。但其又长于发汗，无汗多用，有汗少用，汗多不用。接着颜师又云，在行散瘀血时，还应适当配一些温散瘀血之品，以利于血瘀消散。方中用辛温的当归、乳香等即是此意。二诊三诊因病在下焦，又兼湿毒下注，再加患者多汗，适值夏日，故去荆芥、乳香、没药，加山栀、土茯苓、防己、生苡仁及牛膝等，以清泄下焦血分热毒和避免再汗伤正。

背痛（第五胸椎作痛）

患者某，女，27岁，国际友人。1977年10月25日初诊。

是年春产后不久，即患背痛，并伴有食欲不振，睡眠不佳等。经西医多方治疗无效，疼痛逐渐加重，缠绵不愈，逾时半年，影响工作，遂邀颜师诊治。刻下患者第五胸椎作痛，不红不肿，面色萎黄，神倦乏力，不饥食少，夜寐欠安。舌质淡，苔薄腻，脉弱。证属产后气血不足，心脾两虚，又兼脉络瘀阻。治以益气养血，养心健脾，佐以疏通血脉。药用党参10g，炒白术10g，茯苓、茯神各10g，桂枝6g，炙甘草3g，木香5g，陈皮10g，当归12g，赤白芍各6g，川芎5g，炒枣仁10g（打碎），生姜2片，大枣4枚（拍）。6剂，每日1剂水煎服。忌食生冷。

二诊，药后精神转佳，食欲、睡眠均较好，背痛亦觉减轻。说明药证相符，仍宗原法，并增强通络止痛之力为治，药用当归12g，丹参12g，赤芍10g，川芎5g，苏木10g（锉），木香5g，桂枝10g，陈皮10g，生黄芪20g，骨碎补12g，炙甘草5g，元胡粉3g（分冲）。续进6剂。

三诊，药进背痛大减，食欲睡眠均可，脉舌同前。仍以二诊方加减为治。方中去陈皮、川芎，加乳香、没药各5g，拟再加强活血止痛之力。再进6剂，一切复常，遂上班工作。

【按语】本案病发产后，虚中夹实。面色萎黄，精神疲乏，眠差纳差，为产后气血不足，心脾两虚之征；而背痛，则为脉络瘀阻之象。初诊以扶正为主，着重益气补血，健脾养心，兼以活血通络。药后纳增，眠佳，精神好转，痛亦减轻，说明药已中病；二诊、三诊转为着重活血化瘀止痛，兼以益气养血，遂使缠绵半载之疾得以向愈。此外，党参与黄芪均为补气之品，党参补气但不兼行滞，而黄芪补气又兼行滞，一诊主补气兼行瘀，二诊主行瘀兼补气，故颜师一诊投党参，而二诊用生黄芪，其除补气外，又兼行滞，用药之妙，跃然纸上。

头痛

葛某，男，40岁，干部。1992年6月22日初诊。

头顶紧痛十余载，曾多方求治乏效。刻下除头顶紧痛，又伴烦躁，失眠，肝区胀满，口苦，咽干欲饮，大便不调，舌体胖质暗红，苔薄白，脉弦滑。1984年曾患甲肝，经治已愈。证属风邪入络，肝阳上亢。治以散风化瘀止痛，平肝潜阳安神。药用刺蒺藜12g，羌活6g，防风10g，川芎10g，蔓荆子10g（打碎），赤芍15g，郁金12g，丹参30g，珍珠母、生牡蛎、生龙骨各30g（打碎，先下），茯苓20g，夜交藤30g。7剂，每日1剂水煎分2次服。忌食辛辣及刺激性食物。

二诊，头紧痛大减，口苦及肝区胀亦减，又见左胁下胀。原方去防风加白芷12g、生葛根15g。续进7剂。

三诊，头顶紧痛未大发，肝区胀满基本消失，唯觉口干，上方生葛根增至30g，再进10剂，诸症基本消失。

【按语】 "伤于风者,上先受之""颠高之上,惟风可到"。患者头顶紧痛十余载,且多方求治乏效,乃风邪入络兼有血瘀所致。就诊时又见烦躁,失眠,肝区胀满,咽干,口苦,乃肝阳上亢所为。肝旺克脾,故又见大便不调。治当主以散风化瘀止痛,兼以平肝潜阳安神。颜师初诊以刺蒺藜散风活血疏肝;羌活、防风、川芎、蔓荆子散风活血止痛,直达头颠病所;郁金、赤芍、丹参活血祛瘀清肝;珍珠母、生龙骨、生牡蛎重镇平肝;白茯苓、夜交藤宁心安神。如此,升散为主,佐以重镇,恰中病机。二诊痛大减,知药已中的,遂去防风加白芷、生葛根,以增上行头颠散风止痛之力。且连连进剂,药效持恒,故诸症渐消。

口疮 1 _{（复发性口疮）}

毕某,女,55岁,退休职工。1992年8月17日初诊。

素体健康,一月来口疮频发。曾自服黄连上清丸等效果不佳,遂来求治。刻下又伴咽峡痛,口干,饮水多,喜凉食,大便微干,1~2日一行。察其舌,边尖及口腔黏膜有数个浅红色溃疡,苔薄黄;触摸颌下,淋巴结肿大;切其脉,弦而有力。证属火毒内炽,炎上伤津。治以泻火解毒,消肿利咽,佐以生津。药用金银花、蒲公英各15g,连翘、炒山栀、丹皮、桔梗、天花粉各10g,赤芍12g,生石膏30g(打碎,先下),黄连2g,生甘草5g,生地黄15g,3剂。每日1剂水煎服。忌食辛辣油腻。

二诊,口腔溃疡好转,大便已不干。唯咽时痛,喜食凉物，舌尖红，苔薄黄。上方黄连减为 1g，公英减为 10g，去生石膏、连翘、生地，加玄参 12g，紫花地丁、野菊花、青果各 10g，续进 7 剂。数日后其家人来告，药后病瘥。

【按语】 本案为口疮与咽喉肿痛并发，病因为火毒内炽，炎上伤津。患者自服黄连上清丸，药不对证，故疗效不著。颜师初诊以银花、公英、山栀、生石膏和少量黄连等泻火解毒，赤芍、丹皮清热化瘀消肿，桔梗、生甘草、天花粉、生地解毒利咽生津。如此，苦寒清泄而不伤阴，甘寒清润而不敛邪，故收显效。二诊仍咽痛、喜食凉物，乃火毒未尽之象，颜师又去石膏、生地、连翘，减黄连、公英之用量，并加紫花地丁、野菊花、玄参、青果，以继续清热解毒利咽消肿，终收全功。

口疮 2 （复发性口疮）

王某，女，27 岁，干部。1993 年 4 月 5 日初诊。

口疮三月，时好时坏。今发月余不愈，此起彼伏，连绵不断。曾服牛黄上清丸等乏效。近日加重，口疮增多，灼热疼痛，影响饮食，遂来求治。刻下舌边尖及上腭有大小不等数个圆形溃疡，表面凹陷，边缘微凸，中心黄白，周边鲜红。口黏而干，至晚尤重。尿黄，大便不干。月经错后，量多色黑有块，此次月经已过一周，腰痛，已带环一年，白带不多。舌红，苔薄白，脉弦滑。无药物过敏史。证属热毒上攻，血热有瘀，兼有阴虚。治以清热解毒，凉血化瘀，兼以养阴调经。药用金银花 15g，蒲公英 15g，紫花地丁 15g，野菊花 15g，板蓝根 20g，连翘 10g，炒山栀 10g，丹皮 10g，赤芍 12g，干地黄 10g，益母草 15g。7 剂，每日一剂，水煎服。忌食辛辣油腻及鱼腥发物。

　　五个月后（9 月 9 日）来诊，云服完上方经至，口疮即愈。半月前又发。刻下伴咽痛，口干，有痰，头额痛，纳佳，尿黄，大便稍干。月经仍错后，一般带经三天，末次月经 8 月 30 日。舌红，苔薄少，脉弦细。证属阴虚血热，火毒上炎。治以滋阴凉血。泻火解毒，兼以利咽通肠。药用干地黄 18g，丹皮 10g，赤芍 12g，银花 15g，蒲公英 15g，连翘 10g，竹叶 10g，桔梗 10g，生甘草 5g，全瓜蒌 30g。7 剂。

　　药进口疮和咽痛已，大便畅，余症均减。原方去桔梗，减瓜蒌至 15g，再进 7 剂诸症悉除。随访一年未发。

　　【按语】本案口疮反复发作，现代医学称为复发性口疮。因其病因尚未清，故无特效疗法。颜师认为从中医理论上讲，多为实热火毒与阴虚火炎两型，但临床实际却非常复杂。单纯的实火或虚火并不多见，而虚实夹杂或兼他证者多见。临床治疗因随证变法，不可胶柱鼓瑟。本案的治疗充分体现了颜师的这一思想。初诊患者见口疮灼热疼痛、尿黄及口干等，为热毒上攻之兆；口疮日久，月经量多，色黑有块，为血热兼瘀之征；口干黏至晚尤重，为阴虚之象；近日口疮加重，月经将至未至又为瘀热交阻之候。颜师以《医宗金鉴》五味消毒饮加减为治，方中重用银花、公英、地丁、野菊花、板蓝根，再配连翘、生甘草，意在清热泻火解毒；以山栀、丹皮、赤芍凉血化瘀解毒；再加干地黄凉血滋阴解毒，益母草活血解毒调经。诸药相合，恰中病机，故药到病除。时隔五月又病发半月，伴见口干，舌红苔少，脉细等症，知患者阴虚加重。证属阴虚血热，火毒上炎，故颜师改以《药证直诀》导赤散加味为治。方中重用干地黄滋阴凉血解毒，并加银花、连翘、公英、竹叶清散热毒，赤芍、丹皮凉血活血，瓜蒌清热通肠，桔梗利咽。如此，火降毒解，阴平阳秘，口疮自愈。

口疮 3 （复发性口疮）

王某，女，60 岁。2000 年 3 月 30 日初诊。

口疮反复发作 30 年。刻下口疮反复发作并疼痛。察其口腔右颊黏膜溃疡，溃疡面略凹，周围充血、红肿，并伴口干、口苦、心烦、手足心热、纳可、尿黄、大便时干，眠安，舌红，舌左边尖有溃疡，苔少，脉沉滑。既往无中西药过敏史。证属阴虚火炎，热毒内结。治以养阴清热，泻火解毒。药用生地黄 15g，天冬 15g，麦冬 15g，知母 12g，丹皮 10g，生赤芍 15g，炒栀子 10g，蒲公英 15g，紫花地丁 15g，连翘 10g，天花粉 12g，野菊花 15g，竹叶 10g，金银花 15g，生石膏 30g（打碎，先煎），川牛膝 12g，生甘草 6g。

上药配齐后，依法煎煮 3 次，滤汁，去滓，加入冰糖 250g，先武火浓缩，再用文火收膏，以滴水成珠为度，敞口瓷罐或玻璃瓶收储，密封，置低温处备服。每次 1 汤匙，温开水化服，早晚各一次。忌食辛辣、油腻、干果、煎炸之物，感冒或消化不良时停服。并嘱告要畅情怀，忌气恼。

服药 2 剂，诸症悉除。随访二年未再复发。

【按语】本案口疮反复发作 30 年，现代医学称为复发性口疮，然因其病因尚未弄清，故无特效疗法。刻下察其口腔右颊黏膜溃疡，溃疡面略凹，周围充血、红肿，并伴口干、口苦、心烦、手足心热、尿黄、大便时干，舌红，舌左边尖有溃疡，苔少，脉沉滑，此乃火毒炎上、腐肉败血所致；日久不愈，必伤阴血，致使阴不制阳、虚火上炎，致使病情缠绵；然其纳可、眠安，说明其胃气未伤，火邪未扰心神，治当养阴清热、泻火解毒，兼以凉血化瘀消疮。颜师以《景岳全书》玉女煎合《医宗金鉴》五味消毒饮加减为治，虚火与实火并清，恰中肯綮，复发性口疮哪有不愈之理？

方中生地黄甘润滋滑、苦寒清泄，善清热凉血、滋阴生津；天冬甘润滋养、苦寒清降，善清热滋阴降火；麦冬甘补润，微苦微寒清泄；知母苦寒清泄，甘润滋滑，善清热泻火、滋阴润燥。此四药相合，既滋阴生津，又清热泻火，共为主药。生石膏辛甘大寒，清泄兼透散，善清热泻火，兼透散解热；金银花甘寒清泄，轻扬透散，善清热解毒而不苦寒；蒲公英苦寒清泄，甘淡渗利，善清热解毒、散结消痈；紫花地丁苦泄辛散寒凉，善清热解毒、凉血消痈；野菊花苦寒泄降，辛香疏散，微甘微寒清养，善清热解毒、疏风平肝；连翘苦泄散，微寒轻清，善清热解毒、散结消肿，兼消食；天花粉微苦微寒清泄，甘酸益润，善清热生津、消肿排脓；炒栀子苦寒降泄清利，善清热泻火、凉血解毒、滑利二便；竹叶甘寒清利，辛散轻扬，善清心热、利尿。九药相合，善清热凉血、解毒消肿疗疮，以助主药。丹皮苦泄辛散，微寒清，善清热凉血、活血散瘀，兼退虚热；赤芍苦泄散，微寒清热凉血、活血散瘀，兼清肝火；川牛膝微苦泄降，甘渗利，平偏凉，既逐瘀通经，又引血引热下行。三药相合，既凉血解毒，又化瘀消肿，还引血引热下行，以促进溃疡的愈合。凡此十二药相合，既清热解毒、消肿疗痈，又凉血活血，还引血引热下行，共为辅药，以助主药。生甘草甘补和，生偏凉，既善清热解毒，又扶正和药护胃；冰糖甘甜补益，平偏凉，善健脾和胃、润肺、矫味。二者相合为佐使药，既扶正、清解、热毒，又和药、矫味。全方相伍，将滋阴清热、泻火解毒、活血消肿融为一体，再加上以冰糖收膏，适量久服，实有滋阴而不腻膈、清解而不伤胃、扶正而不留瘀之妙。如此，口疮反复发作 30 年之顽疾即可日渐向愈。

喉疮（喉部溃疡）

杜某，男，35 岁，内蒙古某地乡村干部。1994 年 1 月 13 日初诊。

患喉部溃疡三年，时轻时重。曾在某医院五官科就诊，喉镜示溃疡面 1cm×2cm。服抗菌消炎西药多日乏效，遂专程来京请中医治疗。刻下喉痛，咽干，口干黏，吐多量黄色脓性痰。纳食困难，每食须以温水冲下。尿黄，大便不干。舌红苔薄黄腻，脉弦细。既往嗜饮酒，喜食羊肉，无药物过敏史。证属肺胃热毒上攻。治以清热解毒，利咽生津。药用桔梗 10g，生甘草 6g，银花 15g，公英 15g，紫花地丁 15g，土贝母 10g，天花粉 12g，元参 12g，生地黄 10g，赤芍 10g，丹皮 10g，黄连 3g，青果 3 枚（打碎），7 剂。每日 1 剂水煎服。忌食辛辣油腻及鱼腥羊膻，戒烟酒。

大
医
精
诚
万
世
师
表

二诊，咽喉痛减，唯晨起及傍晚可见。口仍干，痰量减少，大便正常，舌脉如前。原方加茵陈蒿 20g，带方回内蒙古取药服。

三诊，三个月后（5月9日）就诊，云上方连服 30 剂，喉部溃疡减轻，已不吐痰，纳食较前顺畅，但仍须水冲。近日口腔右颊内膜又生一溃疡（1cm×1.5cm），口干口黏，大便先干后稀，舌红少苔，脉细滑。证属阴虚热毒未清。治以滋阴清热，解毒利咽。原方去土贝母、紫花地丁，加麦门冬 10g，仍带方回内蒙古服。先取 15 剂，若有效原方再服，直至诸症消失。后托来京出差者转告，按嘱连服 30 余剂，喉疮瘳。

【按语】患者生活在内蒙古某地，由于嗜食烈酒及羊肉等辛热之物，致使火毒内生扰及肺胃，引发诸症。火热上攻于咽喉，则生喉疮；灼津炼液生痰，则口干黏，吐黄脓痰，尿黄；喉部溃烂疼痛，吞咽必然困难，故每进食须以水冲下。颜师认为治疗本案首先要清热解毒利咽，故投以《伤寒论》桔梗汤配青果、银花、公英、地丁、元参、黄连、土贝母、天花粉等清解利咽之品。其次要凉血活血，因其病发数年，热邪早已入血灼血，必兼血热血瘀，故又配以生地、赤芍、丹皮等凉血活血之品。其三是滋阴制阳，因火热久客，势必伤阴；而阴虚不能制阳，又能加重火热炎上。初诊口干黏，脉细，三诊又见舌红少苔等，均为阴虚之兆，故又选能滋阴的生地、元参、麦冬等甘寒滋润之品。此外，方中还选用了兼能利湿的公英及功专清利湿浊的茵陈等，意在排除湿浊促进脓痰的早日消除。

有头疖（毛囊和皮脂腺急性炎症）

赵某，男，10 岁，学生。1992 年 2 月 17 日初诊。

其母代诉：患疖疮二年余，反复发作，每于春、夏加剧。发作时头面小疖此起彼伏，先为红粒，继而化脓，脓出结痂，痒痛不已，搔抓频频。伴心烦，急躁，时而哭闹，夜寐不安。尿黄，便秘。曾辗转求治，外涂消炎止痒膏，内服清火解毒中成药，均欠佳效。刻诊患儿前额发际及两侧颞部有多片散发粟粒状白头小疖，基底潮红，或已溃破，斑点状色素沉着夹于其中，除伴见上述诸症外，又见口干，且大便呈球状，已三日未行。舌红苔薄黄而干，脉滑数。证属火毒上攻，肠热燥结。治宜泻火解毒，凉血通肠。药用生大黄 10g（后下），野菊花 10g，金银花 10g，青连翘 10g，山栀子 10g，天花粉 10g，生甘草 2g。5 剂，水煎分 3 次温服。嘱忌食辛辣油腻及鱼腥等发物。用消毒棉花蘸温开水先擦患部，干后涂消炎止痒膏，每日 2 次。

二诊，药后大便通畅，每日一行，质软成形。疖疮消退，或结痂，或脱痂留痕。夜寐虽安，但心烦口干仍有，舌红苔薄黄，脉滑。证属火毒未尽，再以原方去生大黄，加熟大黄 5g，全瓜蒌 15g，续进 5 剂。

药后疖痂均退，唯留色素沉着斑，并时有口干。余无异常。再投清解之剂以善其后。后随访数月未见复发。

【按语】 疖，分有头与无头两类，本案为有头疖。其本为小恙，治愈一般不难，而本例却缠绵二年不愈，缘由辨证不明，治疗不当。颜师不因恙小而轻视，经过详诊细察，终于准确判定患儿发病的原因除火毒上攻外，还有肠热燥结。原来患儿平日过食肥甘厚味，致使热毒内蕴，伤津灼液，故见口干，燥结便秘，呈球状。而燥屎内停，又能助火生毒。火毒炽盛，上攻头面，即发有头疖，且春夏加重；内扰心神，即致心烦急躁，夜寐不安。前医以清热解毒，疏风止痒为治，虽不为大错，但只能暂折火毒，而腑气不畅，燥结不除，火毒势必复炽。颜师果断易法，在清解同时，又重用生大黄并后下，意在取其剽悍之气，以泻热通腑，攻下燥结，导邪毒外出。此外，热毒羁绊，久必入血，煎炼营阴，灼伤脉络，又必致血瘀或出血，致使疖基红肿，痂脱色素沉着，故颜师又于方中选用赤芍、丹皮，并合大黄等，以活血凉血。如此，火毒清除，血分安和，腑气通畅，燥结不生，疖疮哪有不愈之理？

痄腮 (流行性腮腺炎)　　子痈 (睾丸炎)

李某，男，18岁，学生。

十天前突发痄腮。腮腺肿痛，发热，口苦口干，尿黄，便干，西医诊断为流行性腮腺炎。经数月治疗，热退，腮腺肿痛大减。二天前又发左侧阴囊红肿，睾丸胀痛，坠重，行走不便，经治乏效，遂来就诊。初诊询其病情，口苦而黏，尿黄，便干等症仍在，察其阴囊，左侧红肿。触摸睾丸，肿大质硬，压痛明显。舌质红，根苔黄腻，脉弦数。证属湿热毒邪下注，治以清泄肝经湿热毒邪。方拟《医方集解》龙胆泻肝汤加减，药用龙胆草 10g，生栀子 10g，柴胡 10g，黄芩 10g，赤芍 15g，泽泻 10g，土茯苓 30g，银花 15g，连翘 10g，蒲公英 15g，板蓝根 15g，全瓜蒌 30g。3 剂，每日 1 剂，依法水煎，合对，分 2～3 次温服。服药期间忌食辛辣油腻及鱼腥发物，宜静卧，禁剧烈运动。

二诊，阴囊红肿及睾丸坠痛渐消，压痛虽不明显，但仍觉不舒。口苦口干减轻，尿转微黄，大便较畅。舌红根苔微黄。证属湿热未尽。治宗原法，仍以原方加减，药用龙胆草 6g，生栀子 10g，柴胡 5g，黄芩 10g，赤芍 15g，土茯苓 30g，全瓜蒌 30g，蒲公英 15g，生甘草 5g。6 剂，服法及禁忌同前。半月后其母因病就诊时告，药进病愈，体健如初。

【按语】痄腮，西医名流行性腮腺炎，为感染腮腺炎病毒所致。此种病毒又常于腮腺炎消退之时，侵犯成熟睾丸而引发睾丸炎（中医称为子痈）。中医认为痄腮为肠胃积热或肝胆郁火壅遏少阳所致，而本案则属热毒夹湿，故其舌根苔黄腻，口苦黏。肝经络阴器，肝胆经湿热毒邪下注，遂引发子痈。治当清泄肝经湿热毒邪。颜师初诊即以龙胆泻肝汤加减为治，方中龙胆草、黄芩、生栀子、柴胡清泄肝经湿热，土茯苓、泽泻利湿，全瓜蒌泄热通便，赤芍、银花、连翘、公英、板蓝根既清热解毒消肿，又抗抑病毒。诸药相合，力强效宏，故 3 剂即效。二诊诸症均减，病去大半，又虑所用之药大多苦寒，易伤脾胃，故虽用原方，但减量减味，并稍加生甘草，以图清泄余邪与保护胃气两相兼顾。

火带疮 <small>（带状疱疹）</small>

谭某，男，27 岁，学生。1992 年 8 月 13 日初诊。

平日脾气急躁，常生口疮。一星期前右下肢突发绿豆状疱疹，灼热痛痒。本单位医务室及北京某医院均诊断为带状疱疹，经中西药治疗效果不著，遂来求治。刻下见右下肢疱疹累累，循内侧肝经和外侧胆经所过部位而分布。部分疱壁紧张，灼热刺痛，部分干瘪结痂，刺痒不已。伴烦躁易怒，口苦口干欲饮，尿黄，大便不干。右腹股沟淋巴结肿大，微有压痛。舌尖红，苔薄黄，脉弦数。证属心肝火盛，湿毒下注。治以清热泻火，利湿解毒。药用龙胆草、炒山栀、木通、黄芩、黄柏、牛膝、丹皮、荆芥、元胡（打碎）各10g，赤芍 15g，板蓝根、土茯苓各 30g。4 剂，每日 1 剂水煎服，煎前先泡 30 分钟，连煎 3 次，每次余药液 250～300mL，合对，分 3 次饭前 2 小时温服。忌食辛辣甘甜油腻及鱼腥发物，忌饮酒。

二诊，痛大减，疱疹大多干瘪结痂，瘙痒不已，尿黄。上方去荆芥、元胡，加地肤子 12g，白鲜皮 10g，萆薢 15g。续进 7 剂，以善其后。

【按语】带状疱疹，中医名火带疮、蛇串疮、蜘蛛疮等，是病毒感染所致。本案患者正值青年，心肝火盛，故平时常急躁，生口疮。今起病于大暑之时，暑多夹湿，暑湿合犯客体，遂与内火相结，蕴注肝胆二经，故诸症蜂起。初诊颜师以龙胆草、山栀、黄芩、黄柏、牛膝、丹皮、赤芍、木通、板蓝根、土茯苓等清热泻火、利湿解毒，荆芥疏散血分热毒，元胡化瘀止痛，诸药配伍，相得益彰，故仅服4剂，即顿挫病势。二诊疼痛大减，唯瘙痒仍甚，乃湿热未清之象，故去荆芥、元胡，加地肤子、白鲜皮等，以增祛湿止痒之力。此外，颜师详告患者煎服法及禁忌，又是提高疗效的重要保证。

乳痈（急性乳腺炎）　肠痈（阑尾炎）　恶露不尽

张某，女，27岁，公司职员。1993年8月30日初诊。

患者为初产妇，产前贫血，产后乳汁不畅，恶露不断，色红有味。第四天即发阑尾炎，行保守疗法，症状虽减轻，但右下腹仍时痛。后因琐事与其夫生气，再加过食肥甘，至第二十天又发双侧乳房红肿热痛，并有结块。因婴儿吃奶，怕西药对婴儿有影响，遂来求治。刻下除见上症外，又见口干生疮，大便干日一行，右下腹有压痛，尿黄。舌红苔薄黄，脉弦滑。证属肝胃热毒蕴滞，血瘀乳汁郁结。治以疏肝清胃解毒，活血通乳散结，佐以通肠。药用柴胡10g，蒲公英30g，银花15g，炒山栀10g，天花粉12g，生甘草5g，赤芍15g，丹皮10g，当归5g，炮山甲10g（打碎），路路通10g，全瓜蒌30g。7剂，每日1剂水煎服。忌食辛辣油腻及海鲜等，每日用药渣煎汤洗敷双侧乳房。

二诊，口干口疮已，乳房红、肿、热消，痛减，乳汁较前通畅。唯结块未消，恶露不断，右下腹痛，大便微干，尿微黄。原方去炒山栀，加败酱草15g，益母草30g，续进

7 剂。

三诊，乳房结块大消，偶有疼痛，恶露减少，原方去败酱草，益母草减至15g，再进 7 剂。

四诊，乳房结块基本消失，准备去公司上班，要求回乳，以三诊方去炮山甲、路路通、天花粉，当归增至 10g，加生黄芪15g，香附10g，丹参30g，炒麦芽60g。5 剂，服后如乳汁断则停服，不断再服 5 剂。

一月后其婆母来告，药进 5 剂乳断，今已去公司上班。

【按语】本案三病同患，即先患肠痈（阑尾炎）及恶露不尽，继患乳痈（急性乳腺炎）。肠痈为外科常见病，产后亦可发，正如《外科正宗》云："妇人产后体虚多卧，未经起坐，又或坐草艰难，用力太过，育后失逐败瘀，以致停积胃肠而成。"临床治疗常从通腑泄热、化瘀解毒入手。患者初产，据诉产中艰难，产后唯恐虚不能复，又过食肥甘，遂致热毒蕴结，瘀血凝滞，发为肠痈，经用保守疗法治疗虽症缓，而未痊愈，且继患乳痈。乳痈为妇科常见病，《外科正宗》云"乳房属阳明胃经所司，乳头属厥阴肝经所为"，临证辨治多从肝胃二经入手。患者既为初产，乳腺导管滞塞难免，再加过食肥甘，生气着急，遂致肝胃热毒蕴滞，血瘀乳汁郁结，发为乳痈。至于恶露不尽，则为瘀血停聚胞宫所致；其色红有味，又为化热之兆。三病虽部位有别，而病机却均为瘀血凝滞、热毒内蕴。初诊因乳痈急重，故颜师治以为主，兼及肠痈与恶露不尽。方中柴胡、公英疏肝清胃解毒，银花、栀子、花粉、甘草清热解毒消痈，赤芍、丹皮、当归尾、炮山甲、路路通活血、化瘀通经下乳，瓜蒌散结消肿、泄热通肠，诸药相辅相成，确有上下兼顾三病并治之妙。二诊虽乳房红、肿、热消痛减，而结块未消、乳汁欠畅等，乃热毒瘀滞未尽，仍需继续进剂之征，故颜师去山栀，加功善凉血解毒、活血排脓的败酱草和既能清热解毒导热邪从小便出，又能活血散瘀促进子宫收缩的益母草，以加强药力。三诊诸病渐愈，颜师即原方进剂，因败酱味恶性寒易伤胃，故去之。续进数剂，终收全功。四诊应患者之求行回乳法，颜师遂去方中能活血通经下乳的山甲、路路通等，加炒麦芽、生芪、香附、丹参，以益气养血，疏肝理气，化瘀回乳。其中炒麦芽为回乳主药，《医宗金鉴·妇科心法要诀》云："无儿食乳乳欲断，炒麦芽汤频服宜。"并示方用炒麦芽三两煎汤作茶饮。据此颜师每剂用量达 60g，药后果效。

紫斑（血小板减少性紫癜）

王某，女，64 岁，家庭妇女。1992 年 9 月 17 日初诊。

一年来双下肢小腿外侧罹患紫斑，大小不等，此起彼伏。验查血小板数次，均在 6 万~6.5 万/mm^3。西医诊断为血小板减少性紫癜。曾服西药治疗乏效，遂来求治。刻诊又伴头晕，患处有凉麻感，牙龈出血，口中有异味，纳佳，眠差，梦多，大便正常，时有微干，小便微黄。舌暗红，苔薄黄，脉细数。再查两小腿外侧，紫斑密集，新旧相间。血压 156/90mmHg。年轻时体健，四年前又患冠心病。余无异常，家族中无人患高血压。证属阴虚阳亢，血热兼瘀，溢于脉外。治以滋阴潜阳，清热凉血，化瘀止血，佐以养心安神。药用干地黄 20g，女贞子 12g，旱莲草 15g，生赤芍、炒白芍各 10g，丹皮 10g，炒山栀 10g，景天三七 30g，龟板 30g（打碎，先下），生牡蛎 30g（打碎，先下），菊花 10g（后下），茯苓 15g，夜交藤 30g。7 剂，每日 1 剂，水煎 2 次，合对温服。忌食辛辣肥甘厚味及鱼腥等发物。

二诊，牙龈出血止，紫斑开始消退，大便日 2 次，头晕偶作，梦减。治宗原法，上方去景天三七加阿胶珠 10g，以增强滋阴止血，促进血小板生长，续进 7 剂。

三诊，患处凉麻感消失，紫斑减少，原方再进 7 剂。

四诊，头晕除，眠转佳，新斑未再出，旧斑消退缓慢，原方去茯苓、白菊花，加丹参 20g，生川牛膝 15g，以增强化瘀消斑之力。

五诊，药进 7 剂，旧斑色泽明显变浅，原方续进，以善其后。并嘱其平日可用仙鹤草 30g，大红枣 5 枚水煎，喝汤吃枣，以巩固疗效。

随访半年未再复发，查血小板数为 7 万/mm^3。

【按语】中医认为引发紫斑的原因很多，本案主要是肝肾阴虚，血热兼瘀所致。患者年逾六旬身体渐衰，遂致肝肾阴虚。阴虚生内热，热迫血离经，溢于脉外，故紫斑与牙龈出血频作。离经之血瘀阻脉络，故患处凉麻，紫斑难消。阴虚阳亢，故头晕，口中时有异味。阴虚心神失养，再加虚热扰心，故眠差，梦多。舌脉均为阴虚阳亢、血热兼瘀之象。颜师抓住此点，投以滋阴潜阳、清热凉血、化瘀止血之剂。守方加减，前后共进 30 余剂，终使患者阴平阳秘，热除血和，血行复常，紫斑消失。

瘾疹 1 （植物日光性皮炎）

双某，女，33 岁，职员。1992 年 7 月 27 日初诊。

四肢及躯干红疹瘙痒不已，裸露部尤重。每夏必发，历时二十余年。西医诊断为植物日光性皮炎，经多方求治乏效，遂来就诊。刻下如其所述，四肢及躯干红疹满布，频频搔抓。伴口干，口苦，咽痛，饮水多，纳佳，尿黄。大便不干，日一次。月经按期而行，或稍有提前，现正带经，量多色红，有紫色血块，白带不多。舌尖红，苔薄黄，脉弦滑。证属风邪热毒入血，夹瘀夹湿。治以散风清热，凉血活血，利湿解毒，佐以利咽。药用荆芥穗 6g，刺蒺藜 15g，蝉衣 10g，银花 12g，连翘 10g，赤芍 12g，丹皮 10g，生地 15g，白茅根 15g，玄参 10g，桔梗 6g，生甘草 5g。7 剂。每日 1 剂水煎 2 次，合对，分 2 次温服。忌食辛辣油腻及鱼腥发物。停用一切化妆品，防止日光曝晒。

二诊，咽痛已，余症未见加重。原方去玄参、桔梗、生甘草，加紫草 15g，土茯苓 30g，泽泻 5g，续进 7 剂。

三诊、四诊，旧疹渐退，新疹少生，唯肢体裸露部瘙痒时作，以二诊方去银花、连翘、荆芥穗，加地肤子 15g，白鲜皮 10g，生牡蛎 30g（打碎，先下），连进 14 剂。

五诊，上下肢裸露部虽有散在个发疹点，但瘙痒基本消失，且月经将至。舌红苔薄白，脉细弦。前诊方去生牡蛎、泽泻，加银花 10g，连翘 10g，益母草 15g，再进 7 剂。

六诊，肢体基本不痒，但仍不敢在日光下曝晒。经至，量适中，色红，血块较小。仍以前方加减，迭进 10 剂以善其后。

三年后追访，患者云自从服颜师方后，每年仅发 2~3 次，且症状较轻。

【按语】日光性皮炎，属中医瘾疹范畴。本例病发二十余载，虽多方求治，但效不显著。今颜师治收显效，主要经验有三：①抓住风邪热毒入血，夹瘀夹湿之病理，从散风、清解热毒、凉血化瘀、利湿四个方面入手，缺一不可。这是因为血分的风邪不散，热毒不清，此病难已，而瘀血不化，湿浊不去，又直接影响血分风邪与热毒的清除。②本案病情虽不复杂，但病程较长，不能急于求成，应守方进剂，缓慢调治，直至痊愈，切忌频繁更换处方。③在紧抓主证治疗的同时，时刻注意照顾兼证的治疗，而治疗兼证的用药不能影响主证的治疗。如初诊投玄参、桔梗、生甘草，虽是为治疗咽喉肿痛而设，但能清解热毒；五诊投益母草，虽是为活血调经而设，但能解毒清热利尿。如此不但不影响反而有利于瘾疹的治疗。

瘾疹 2（鱼蟹过敏）

宋某，女，40 岁，教师。1992 年 1 月 20 日初诊。

十天前因着风吃鱼蟹，致面颊、眼睑红肿，瘙痒。单位医务室医生诊断为过敏性皮疹。服西药脱敏剂乏效，遂请颜师诊治。刻下除见上述诸症外，又伴眠差，偶发心悸，纳食可，二便调。月经正常，近日将潮。证属风热入血，治以祛风止痒，凉血解毒，佐以活血利尿。药用荆芥 10g，防风 10g，刺蒺藜 10g，蝉衣 10g，地肤子 10g，丹皮 10g，赤芍 10g，金银花 15g，连翘 10g，白鲜皮 12g，益母草 15g，芦根 30g。3 剂，每日 1 剂，水煎 2 次，合对分服。并嘱其停服西药脱敏剂，忌食油腻及鱼虾蟹等发物，停用各种药物护肤霜、洗发剂等。

二诊，药后面颊、眼睑红肿均消，唯时觉微痒。月经至，量、色正常，便稀，脉弦细，舌尖微红，余无异常。继以原方去芦根加土茯苓 30g 为治，再进 4 剂，以善其后。过 7 日来告，药后诸症悉除而病愈。

【按语】中医认为此案因风热入血，上攻头面所致，治宜祛风止痒，凉血解毒。颜师治法得当，药证相合，故投 7 剂而瘥。血分有热，本当选用干地黄等甘寒凉血之品，然患者月经将至，恐其甘寒凝滞，故颜师不投干地黄而用凉血活血的牡丹皮、赤芍药，并佐以活血调经又兼解毒利尿的益母草，如此则清凉与行散并施，使血凉而不滞，血活而利于风消。此外，方中芦根、连翘、地肤子等，又分别兼有不同程度的利尿作用，意在导热毒从小便而出，使邪有出路。

瘾疹 3（慢性荨麻疹）

翟某，男，35 岁，干部。1992 年 1 月 27 日初诊。

患慢性荨麻疹六年，经医院验证对大豆等过敏。时轻时重，多方求治乏效。七天前因外感风寒而加重。刻下全身新起红色疹点，间有暗色或瘙破表皮或已结痂之旧斑疹。瘙痒

大
医
精
诚
万
世
师
表

不已，日轻夜重，口干咽痛，尿微黄，便干。舌尖红，苔薄黄，脉浮数。证属风热入血，血瘀夹湿，兼有便秘。治以散风清热，凉血化瘀，利湿通便。药用荆芥、防风、蝉衣、刺蒺藜、银花、连翘、丹皮各 10g，地肤子、白鲜皮、赤芍、干地黄各 12g，土茯苓 30g，熟军 6g。7 剂，每日 1 剂，水煎服。忌食辛辣油腻、鱼虾及大豆制品，戒酒。

二诊，药后斑疹及瘙痒均减，大便通畅，尿已不黄，纳食欠佳。原方去熟军，加瓜蒌 30g，紫草 15g，银花、赤芍各加至 15g，续进 10 剂。

三诊，斑疹又减，新疹仅出几个，纳食转佳，原方去瓜蒌，加决明子 30g（打碎），干地黄增至 15g。药进 10 剂，疹点未增，至晚仍痒甚。

四诊、五诊仍以上方加减为治，其中干地黄递增至 24g，紫草递增至 30g。连服 20 剂，疹点未消尽，至晚仍瘙痒。

六诊，原方去防风、荆芥等，加红花 10g，三七粉 5g（分冲），连进 20 余剂，终使红疹与瘙痒基本消失。后因劳动出汗又发疹痒，但症状甚轻，原方再进仍效。

随访半年疗效稳定，未再大发。

【按语】颜师认为本案瘾疹瘙痒日久不愈，且日轻夜重，除风热入血外，还有瘀血及夹湿等，治疗应从多方面考虑。颜师以此为指导遣药组方，故获治验。首先把散血分风热放在第一位，选用荆芥、防风、刺蒺藜、蝉衣、银花、连翘、地肤子等大量散风清热之品，以凉散血分风热。其次，按"治风先治血，血行风自灭"的观点，选用凉血活血的干地黄、赤芍、丹皮、熟军及紫草等，以促进血分风热之邪的早日消退，六诊又加温散活血之红花、三七等以增强药力。

其三，兼以除湿，投土茯苓并合白鲜皮、地肤子等，以利湿。其四，患者兼大便干，乃热结肠燥之征，此对热邪的清除非常不利，故初诊选泻热攻下的熟军，合滋阴润肠的干地黄，以润燥通肠泻热；二诊易大黄为全瓜蒌，三诊又易为决明子，乃防熟军攻泻太甚而伤正气。此外，颜师又反复告诫病人饮食宜忌，对本病的治疗也有一定作用。如此，风散，瘀化，热清，血凉，湿除，致敏原得避，疹痒自可向愈。

面部瘾疹

王某，女，27岁，职员。1993年5月13日初诊。

三个月来面颊及口唇周围红疹痒痛，此起彼伏，月经来前加重。刻下口唇周围红疹点点，面颊不明显，瘙痒。伴口干，无汗，大便不畅，尿黄。月经错后，量多色黑有块，已过一周未至。时腰痛，已带环一年。纳佳，舌红，苔薄白，脉细滑。证属风热入血，血虚肝郁，治以凉血散风，养血疏肝。药用刺蒺藜12g，荆芥穗6g，银花12g，连翘10g，丹皮10g，赤芍12g，炒山栀10g，干地黄12g，当归6g，香附10g，益母草15g，泽兰10g。忌食辛辣油腻及鱼腥发物，停用一切化妆品。药进7剂，经至，带经三天，量不多，色转红无块，腰痛减，红疹基本消失，大便欠畅。原方去香附、泽兰，加炒枳壳10g，川断12g，当归增至10g，再进7剂，以巩固疗效。并嘱其平时仍当忌口，少用化妆品。经前不适可服加味逍遥丸，每次6g，日2次。

随访半年，其按嘱而行，未再复发。

【按语】本案因风热入血，血虚肝郁所致，颜师首用刺蒺藜、荆芥穗、银花、连翘清散血分风热邪毒；继以丹皮、赤芍、炒山栀、生地、益母草、泽兰凉血活血祛风；再投香附、当归，并合生地、刺蒺藜、益母草、泽兰等养血疏肝调经。如此风邪散，热毒解，血行畅，肝郁舒，疹痒自除。此外，颜师详嘱宜忌，对疹痒的治疗和疗效的巩固也起到了不可低估的作用。

黄褐斑

赵某，女，32 岁，中学教师。1992 年 4 月 9 日初诊。

二年前因出国未成，着急生气而致病。是时急躁郁怒，两胁胀痛连及脘腹，叹息则舒。半年前又见面色晦暗少泽，面颊有大片黄褐色云状斑块。曾多方求治但乏效。特慕名请颜师诊治。初诊时除见上述症状外，又伴心慌，眠差，乏力，纳呆，大便不调，月经按期而行，量虽适中而色暗，舌尖红，苔薄黄，脉弦细。证属肝郁化火，克脾犯胃。治以疏肝解郁，健脾和胃，佐以清肝火。药用柴胡 10g，当归 6g，生白芍 10g，生白术 10g，茯苓 15g，香附 10g，苏梗 6g，刺蒺藜 10g，炒山栀 10g，丹皮 6g，郁金 10g，橘叶 10g。7 剂，每日 1 剂，水煎 2 次，合对，分 2 次温服。忌食辛辣油腻，注意调畅情志。

二诊，胁痛，烦躁，心慌等症均减，余症如前。原方去橘叶加佛手 6g，苏梗减至 6g，再进 7 剂。

三诊，因故未能连续诊治，今又时有两胁及脘腹胀痛，大便不成形，日二次，时而打呃，心烦，头晕，乏力，月经量少，白带不多，舌尖红，苔薄黄，脉如前。以二诊方去佛手加青陈皮各 6g，炒山栀减至 6g 并加竹叶 10g，续进 7 剂。

四诊，两胁及脘腹胀痛除，纳食佳，面色渐转光泽，斑块开始消退。唯口干微苦，心中燥热，头晕梦多。二便正常，舌脉同前。证属阴血亏虚，肝阳偏亢。治以养血敛阴，平肝安神。药用刺蒺藜 10g，白菊花 10g，生白芍 10g，当归 6g，生地黄 10g，枸杞子 10g，香附 10g，郁金 10g，青陈皮各 5g，炒枳壳 5g，茯苓 20g，生牡蛎 30g（打碎，先下）。7 剂。

一年后患者又来就诊，云服四诊方后效果甚佳，连服 20 余剂后，面色红白光泽，黄褐斑块及其余诸症均消失。近日因工作矛盾情绪不佳，再加带毕业班劳累，上病又发。症见急躁，头晕，两胁胀痛，眠差，乏力，血压偏低（90/60mmHg），月经错后，量少，又临经期。舌尖红，苔薄白，脉弦细。证属血虚气亏，肝阳偏亢。治以养血补气，平肝疏肝。药用熟地黄 12g，当归 6g，生白芍 6g，川芎 5g，枸杞子 10g，党参 10g，菊花 10g，刺蒺藜 10g，香附 10g，月季花 10g，丹参 10g，茯苓 15g，茺蔚子 10g。以此方加减连进 30 余剂，诸症悉除。

随访二年，未再复发。

【按语】黄褐斑，临证比较难治。前人认为多因脾虚复感风邪而发，而本案却因情志不遂，长期忧思劳伤所致。初诊按临证所见，当属肝郁化火、克脾犯胃之证，故颜师主以疏肝解郁，健脾和胃，佐以清肝火。方用《内科摘要》加味逍遥散加减，并配以调节饮食及情志。二诊三诊继之，连用

20 余剂而致面色渐转光泽，斑块色泽逐渐消退。四诊转为阴血不足，肝阳偏亢，颜师又随证变法，改以养血敛阴，平肝安神，方中生白芍、当归、生地黄、枸杞子养血敛阴，再合刺蒺藜、白菊花、生牡蛎、郁金、香附、青陈皮等平肝疏肝，茯苓配生牡蛎宁心安神。诸药相伍，效专力宏，故连进30 余剂，斑块消失。一年后因故复发，颜师再以养血益气和平肝疏肝之品进剂，遂使病愈。

经行不止

王某，女，37 岁，工人。

经行两个半月不止，曾服中西药治疗无效。刻下经血色黑，腹胀痛，腰酸，下肢肿，按之凹陷，乏力，纳少，多梦。舌质淡，苔薄白，脉沉。证属气虚血亏不摄，脾虚气滞湿停。治以补气养血止血，健脾理气渗湿。药用生黄芪 30g，当归炭 10g，白芍炭 10g，生地炭 10g，地榆炭 10g，贯众炭 10g，川断 12g，陈皮 10g，茯苓皮 30g，赤小豆 30g，三七粉 3g（分吞）。6 剂，每日 1 剂水煎温服。忌食辛辣生冷油腻。

二诊，药后经血止，腹痛已。腹胀、腰酸乏力、下肢肿改善不明显，舌脉象如前。治以益气养血，健脾利湿，佐以行气。药用生黄芪 30g，当归 6g，党参 10g，炒白术 10g，茯苓皮 30g，生苡仁 30g，赤小豆 30g，川断 10g，桑寄生 30g，陈皮 10g，制香附 10g，炒枳壳 5g。续进 6 剂。

三诊，药后腹胀、腰酸、乏力、下肢肿均减轻，效不更方，二诊原方再进 6 剂。药后下肢微肿，且乏力，易汗，余无不适。仍宗二诊原法，药用生黄芪 30g，防己 10g，炒白术 15g，茯苓皮 30g，赤小豆 30g，陈皮 10g，当归 10g，白芍 10g，党参 12g，浮小麦 30g。连服 12 剂。

数月后随访，经行正常，身体康复。

【按语】经行不止，又名经水不止，原出明·岳甫嘉《妙一斋医学正印·种子篇》，今人多将其归入经多病中。清·沈目南《金匮要略编注》云："五脏六腑之血，全赖脾气统摄"。唐容川《血证论》云："脾阳虚则不能统血。"本案患者因脾气虚陷不能摄血，故经行两月半不止，并伴乏力，纳少，脉沉等。气血互生，气虚生血不力，再加经行日久，血虚必然，故多梦，舌质淡。脾虚运化无力，水湿停注，故下肢肿。虚中兼滞，故腹胀痛。颜师初诊即以补气养血止血，健脾理气渗湿为治，实乃恰中病机，方中首用大量生黄芪，以补气升阳，利水行滞；次选当归炭、白芍炭、生地炭、地榆炭、贯众炭、三七粉等，以止血补血兼化瘀；再投陈皮、制香附、茯苓皮、赤小豆，以理气利湿；四加川断，以补肝肾，强腰，兼行血脉。如此，诸药相合，补中有泄，止中有行，使补虚而不敛邪，止血而不留瘀，故药仅进六剂，即收经血止、腹痛已之效。二诊、三诊重在益气养血，故选用生黄芪、当归、党参、炒白术、川断、桑寄生等；兼以理气渗湿，故继用首诊方中理气渗湿之品。最后以防己黄芪汤加减为治，以善其后。

崩漏

李某，女，47岁，职工。1995年6月11日初诊。

经行半月不止，色红，量多，有块，小腹不胀不痛。纳佳，口干，大便五日未行，小便正常。舌尖红，苔中部白厚，脉沉细。既往体健，无药物过敏史。证属阴虚血热妄行，治以滋阴凉血止血。药用生地黄20g，女贞子12g，旱莲草15g，阿胶10g（另包，烊化兑服），白芍12g，白茅根30g，贯众炭15g，棕榈炭10g，蒲黄炭15g（包），血余炭10g，莲房炭10g，丹皮6g，三七10g（分3次冲服）。5剂，每日1剂水煎服。忌食辛辣热物及生冷。

二诊（7月20日），云药进血止便畅。血止20余日后月经又至，带经10日，量较前少，前日刚完。刻下饮食、二便、睡眠均正常。唯感神疲乏力，腿酸，小腹作痛，舌淡有齿痕，脉沉细。治以补气养血，行滞强腰。药用生黄芪12g，党参10g，当归6g，炙生地15g，生白芍10g，丹参12g，丹皮6g，香附10g，川断15g，茯苓15g，炙甘草5g，大枣6枚（拍碎），三七粉3g，（分吞）。续服10剂。

三诊（10月3日），云上方连服20剂，月经基本复常，因故未来及时就诊。刻下乏力，多汗，头晕，腰酸，纳差，二便正常，脉细无力，舌质淡，苔白薄腻。治以补气养血，强腰敛汗，佐以和中开胃。药用生黄芪30g，党参15g，当归6g，炒白芍10g，茯苓20g，川断15g，桑寄生30g，炙甘草5g，煅龙骨、煅牡蛎各30g（打碎，先下），陈皮10g，砂仁6g（打碎，后下），生姜10g，大枣6枚（拍碎）。先取10剂，日1剂煎服。效则继取10剂，隔日1剂煎服。并嘱告其曰：临近绝经，身体功能失调，出现某些症状，亦属自然，不必惊虑，宜畅情志，慎起居，安全渡过此期。数月后电告，按嘱将上方连服20剂，诸症基本消失。

【按语】本案崩漏发于绝经期之前，此时肾气渐衰，阴阳失调，冲任失固，遂致上述诸症。辨析其症，初诊当属肾阴不足，血热妄行，治当滋补肾阴，凉血止血，故颜师在方中既以生地、女贞子、生白芍、阿胶、旱莲草、白茅根滋阴凉血止血，又以贯众炭、蒲黄炭、棕榈炭、莲房炭、血余炭收敛止血，并配三七和少量丹皮化瘀止血。诸药合用既善滋阴凉血止血，又无留瘀之弊，故仅服五剂即收崩漏停止之良效。或问经血之中有块，而方中为何仅用少数化瘀或兼有化瘀的药？颜师答曰：患者虽经血有块，但其色红，且小腹不胀不痛，说明瘀血不在经脉和宫室，而在阴道，故仍当以滋阴凉血止血为主，不必投以大量化瘀之品，以免不利止血甚或加重出血。二诊月经刚过，又见神疲乏力腿酸等，为气血亏虚、肾气不足之征，而小腹痛却为气滞血瘀之兆。故颜师又以生黄芪、党参、当归、炒白芍、生地、炙草、大枣等补气养血，川断、三七强肾补虚化瘀，丹皮、丹参、香附化瘀行滞，共奏补气养血、化瘀行滞及强腰膝之功。三诊除气血亏虚外，又见表虚不固及肾虚腰弱加重之象，故颜师在投以大量党参、生黄芪、当归、炒白芍等补气养血之品的同时，又用桑寄生、川断补肾强腰，并佐以陈皮、砂仁、姜、枣和中开胃之品，以增进药力。

月经紊乱（月经先后无定期）

李某，女，40岁，职工。2007年10月5日初诊。

月经紊乱10余年。或提前7至15天，或推后10余天，经量或多或少，经多方求治乏效，特来就诊。刻下正值经期，此次月经提前10天，初始月经量多，色紫红，有少量血块，第三天后经量减少，今为第四天，经量极小。每次行经前及经来的前三天即见乳房、少腹胀痛，本次亦如此。平日易生气着急，倦怠乏力，胸闷不舒，时有脘腹胀满或隐痛，纳食欠佳，口微苦，尿微黄，大便每日一行而不成形，失眠，多梦，面色偏黄，舌淡尖红，苔薄黄，脉弦中带滑。既往无中、西药过敏史。证属肝郁气滞，脾虚兼热，心神失养。治以疏肝理气，健脾调经，养心安神，兼清郁热。方以《内科摘要》加味逍遥散加减，药用醋柴胡100g，醋香附100g，当归100g，炒白芍120g，阿胶珠100g，炒白术120g，茯苓150g，茯神150g，炙甘草60g，青皮60，陈皮100g，炒枳壳60g，炒神曲120g，炒酸枣仁200g（打碎），夜交藤300g，生龙骨300g（打碎，先煎），生牡蛎300g（打碎，先煎），丹参120g，丹皮60g，炒栀子60g（打碎），生姜60g，大枣90g（擘碎）。

上药配齐后，依法煎煮3次，滤汁，去滓，浓缩，再加入蜂蜜500g，文火收膏，以滴水成珠为度，敞口瓷罐或玻璃瓶收储，密封，置低温处备服。每次1汤匙，温开水化服，早晚各一次。忌食辛辣、油腻、干果、煎炸之物，感冒或消化不良时停服。并嘱要畅情怀,忌气恼。

数月后来告,上方连配 3 剂,服完后诸症消失,月经基本能按时而行。

【按语】月经紊乱,即今之中医妇科学之月经先后无定期。中医认为,妇女以血为本。肝藏血,主疏泄,司血海。本病的发病机理总为气血失于调节而引发血海蓄溢失常,病因多由肝气郁滞或肾气虚衰所致。辨析本案临床症状,其证当属肝郁气滞,脾虚兼热,心神失养。月经紊乱,每次行经前及经来的前三天乳房与少腹胀痛,以及平日易生气着急,倦怠乏力,胸闷不舒,脘腹胀满或隐痛,纳食欠佳,大便不成形,脉弦等,乃肝气郁滞、脾虚健运失常所致;口微苦,尿微黄,舌尖红,乃肝郁化热而热又不甚所致;失眠,多梦,乃心神失养所致。治当疏肝理气,健脾调经,兼清郁热。颜师以《内科摘要》加味逍遥散(今名丹栀逍遥散)化裁为治,恰中病机,故收预期之效。

方中醋柴胡、醋香附、青皮、陈皮、炒枳壳,疏肝理气、散结消胀;当归、炒白芍、阿胶珠、夜交藤,养血柔肝调经;炒白术、茯苓、茯神、炙甘草、大枣、生姜、炒神曲,补气健脾、和中健胃;炒酸枣仁、生龙骨、生牡蛎、丹参合茯苓、茯神、夜交藤、大枣,养心益肝、镇心安神;炒栀子、丹皮合丹参等,清郁热、散瘀结;蜂蜜合炙甘草、大枣,矫味赋形、健脾和药。全方配伍,可收肝舒气畅、脾健胃和、心神得养、郁热得清之效。如此,血海蓄溢复常,月事以时而下,经乱遂得以纠正。

阴痒（外阴白斑）

郝某，女，64 岁，退休工人，北京市东城区人。2003 年 2 月 26 日初诊。

自诉外阴肿胀、瘙痒二年。经某医院妇科检查：双小阴唇白斑，外阴萎缩；病理检查示双小阴唇鳞状上皮细胞增生，伴角化过度，上皮下可见炎性细胞浸润。用香丹注射液及激素等治疗月余，效果不显，病情反复，后决定用手术切除。但病人不愿手术，改请中医治疗。刻诊外阴肿胀、白斑，奇痒难忍，舌红苔黄腻，脉弦滑。辨证为肝火湿热下注，治以清肝火、泻湿热、凉血解毒为法。内治法：药用龙胆草 10g，黄柏 12g，炒栀子 10g，牡丹皮 10g，丹参 15g，苦参 15g，土茯苓 30g，萆薢 15g，生薏苡仁 30g，赤芍 15g，天花粉 15g，金银花 20g，蒲公英 30g，野菊花 15g，生甘草 6g。10 剂，每天 1 剂，水煎分次服。外治法：黄柏 15g，蛇床子 15g，苦参 30g，花椒 6g，白矾 6g，10 剂，每天 1 剂，水煎外洗。

二诊（3 月 7 日），外阴肿消，瘙痒减轻，白斑处渐红，舌红、根苔黄腻，脉弦滑。内治仍用原法，上方加地肤子 15g，10 剂。外洗方同前。

三诊（3 月 17 日），近日外阴肿痒稍见反复，舌脉同前。内治法以前方去萆薢，加白花蛇舌草 30g、半枝莲 30g，10 剂。外洗方同前。

四诊（3 月 27 日），外阴肿痒减轻，自觉外阴皮肤较前柔软，舌脉同前。内治用前方加穿山甲 10g，10 剂。外洗方同前。

2006 年 5 月 16 日随访，外阴肿痒渐愈，停药未见复发。

【按】外阴白斑的发病原因不明，可能与局部的慢性炎症刺激，使局部细胞营养不良，导致细胞过度增生相关。中医认为本病属"阴痒"的范畴。颜师认为外阴为肝之经脉所过，外阴的病变大多与肝有关，"痒"和"肿"多为湿热所致。本案由肝火湿热下注所致，故用清肝火、利湿热、凉血解毒之法治疗。方药以龙胆泻肝汤化裁，方中龙胆草、黄柏、炒栀子、苦参清肝火、泻湿热，土茯苓、萆薢、生薏苡仁利湿，牡丹皮、丹参、赤芍、天花粉凉血、活血、消肿，金银花、蒲公英、野菊花清热解毒。诸药共奏清肝火、利湿热、凉血解毒、消肿止痒之功，故能有效。二诊加地肤子，旨在增强止痒作用。三诊加白花蛇舌草、半枝莲，不仅增加去湿热之力，且可抗癌。四诊又加穿山甲，增强通络行散之功。服药数十剂，顽疾得以愈，避免了外科手术。

二、用药经验精选

颜师常说，理、法、方、药是中医治病的四个环节，环环重要，缺一不可。如果一个医生，虽精通医理，熟悉治则，能正确辨证立法，而对常用中药的各个方面不熟悉，仅停留于一知半解，不会恰当合理地用药，就不是一个好医生，也不会取得佳效。综观古今名医，无不精通医药。他自从步入岐黄，即注意认真研究中药的性能主治，从事中药教学与研究以来，更是如此。他研药精深，非他人能比；活用有验，不胜枚举。

（一）谙熟药性，知药善用

用药当知药，知药才能善用。所谓知药，就是在中医药理论指导下，研究掌握每一味常用中药的性能主治、应用配伍、用法用量及使用注意。只有这样，才能准确选择，灵活应用。经数十年精心研究，颜师既熟悉中药药性理论及中药应用的复杂法则，又熟悉每味常用中药的性能主治、具体用法用量及使用宜忌；既熟悉每类相似药物的共性与个性，又熟悉每味药物的传统功效主治、现代研究及临床应用；既熟悉每味常用药物对人体的治疗作用，又了解应用不当会对人体产生的不良反应。由于他谙熟药性理论、数百味常用中药的性能主治，以及其在不同外界条件和配伍应用时的性效变化，故其临床用药得心应手，常常随手拈来，准确无误，名副其实地做到了知药善用。

1. 全面考虑，巧用多效药

在数百味常用中药中，单功能者甚少，多功能者占绝大多数。怎样应用好多功能药物，是每一个医生必须解决的问题。若不能全面考虑，合理应用多功能药，轻则疗效不理想，重则产生不良后果。颜师十分重视合理应用多功能药物，每每从多种角度全面考虑，避免专其一点不及其余。如生山药味甘性平，功能益气养阴，且兼涩性。临床应用，要从益气、养阴、兼涩性三个角度去考虑。若但见气阴两虚，即投山药，还不够全面。还必须询问患者是否兼有便秘或便溏，再决定是否投用才为确当。若兼便秘，即不宜投；而兼便溏者，则用之为佳。而黄精虽与山药一样，亦能益气养阴，但却兼润大肠，临床应用当从益气、养阴、润肠三个方面考虑。若气阴两虚兼大便秘者，用之为宜，而便溏者则不宜。又如当归、川芎、丹参，虽均具活血化瘀之功，但其性能不同。当归性温，又善补血，兼行气润肠；川芎温燥，善走窜，又能行气散风；丹参性凉，又善凉血清心安神。如此，血瘀兼血虚、气滞、有寒或大便秘者，用当归为宜，而兼热或便溏者则当慎用；血瘀气滞有寒兼风邪或风湿者，用川芎为宜，而兼阴虚有热者则不宜；血瘀血热兼心烦失眠者，宜用丹参，而阳虚寒滞之瘀血，则当慎用，如果只据三药活血化瘀之功，但见瘀血即盲目投用，佳效难得。

2. 扶正祛邪，善用平和药

颜师认为，按药力强弱，大致可将中药分为平和、较强、强烈三类。这三类药对人体均有良好的效果，关键是合理应用。在常用中药中，药力平和与较强者占多数，颜师十分喜用，每于平和之中取效。起初我们这些弟子对此甚为不解，遂请教于他。他说："人体是一个有机整体，它生机勃勃，具有自我调节与祛邪抗病的本能。机体之所以生病染疾，是由于正气虚，阴阳失衡，气血逆乱，脏腑功能失调，抗御不力所致。正如《素问·评热病论》所云：'邪之所凑，其气必虚。'倘若正气充足，阴平阳秘，气血畅顺，脏腑功能正常，抗邪有力，则病不生，疾不染，或少生少染。或病而轻浅，不药而愈。此即《灵枢·刺论》所云：'正气存内，邪不可干。'所以，临证治病，不能唯以克伐为用，应以调节脏腑功能、调动机体内在因素为要。这是每个临床医生必须遵守的原则。医生指导病人用药治病，无非是创造有利条件，促进机体生理功能尽快复常，以强盛的正气抗御邪气，绝不能因用药而再伤正气，或造成机体功能的新紊乱。倘若用药猛浪，唯以克伐为用，虽调节效快而易致新紊乱，或攻邪有力而必伤正气。致使原有的紊乱未能调整，而新的紊乱又可能出现，或邪气未去而正气被伤。如此，真犹如两军对垒，敌未溃而我先乱，敌未亡而我先伤，怎能克敌制胜，使疾病早日向愈？而合理使用平和之品，则此弊可除，既和缓调节脏腑功能而不致出现新的紊乱，又能祛邪而不伤或少伤正气。如此调护正气，充分调动人体内在抗病因素，邪气得以祛除，疾病痊愈指日可待。"颜师治病，无论属内伤或外感，他均喜用平和之品，如解表喜用荆芥、紫苏叶、菊花、桑叶、生姜等，清热喜用芦根、山栀、银花、蒲公英、鱼腥草、淡竹叶等，祛风湿喜用秦艽、防风、木瓜、萆薢、桑枝、桑寄生、生苡仁等，利水湿喜用茯苓皮、猪苓、冬瓜皮、赤小豆、生苡仁等，退黄喜用茵陈、金钱草、赤小豆等，理气喜用香附、陈皮、佛手、绿萼梅、苏梗、乌药及枳壳等，止咳喜用百部、紫菀、款冬花、白前、苦杏仁等，补肝肾喜用菟丝子、沙苑子、女贞子、覆盆子等，补阴喜用玉竹、麦冬、枸杞等，补气喜用太子参、生芪、党参、山药等。颜师虽喜用平和之品，并不是不用药力较强或峻猛之品，若遇外感热病、咳喘痰盛及心肾阳衰等重症顽痼，他也常选黄连、生石膏、附子、肉桂、细辛、北五加皮及牵牛子等药力强大之品，但用量往往偏小，如黄连，一般只用常用量的一半或三分之一，甚至更小；细辛只用 3~5g；附子只用 5~10g；等等。用量小，药力亦随之变缓，取药之平和之意，已寓其中。

3. 扬长避短，慎用毒烈药

常用中药中，有一部分毒烈之品，其性能特点突出，药力峻猛，效速害大，掌握不易。对这类药，颜师从扬长避短、用药安全的原则出发，总结出一套应用方法。其一，主张慎用。他十分赞同清人徐大椿的观点，认为用药如用兵，"兵之设也以除暴，不得已而后兴；药之设也以攻疾，亦不得已而后用"，对毒烈药更是如此，用当慎之又慎，不到万不得已，不得投用。其二，根据《本经·序例》"有毒宜制"的原则，主张严格炮制，以缓其毒，如甘遂醋制、巴豆去油制霜等。其三，根据《本经·序例》"若用毒药疗病，先起如黍粟，病去即止，不去倍之，不去十之，取去为度"的原则，主张遵古法从小剂量开始投用，不效渐加，致效即止。绝不能首量即足，致使攻伐太过。其四，主张间隔使用，穿插扶正。不可连续用药攻伐，致使故疾未去，新病又起，或体虚至极，不堪用药。如马某，女，患肾病综合征二年，半年前肢体水肿，腹大如鼓，投以甘淡渗利之品十数剂而效微。万般无奈，颜师决定配以峻下逐水之牵牛子。嘱其研末，每服5g左右，致每日泻稀水便2~3次即不必加服，不便稀水再服。若服后腹水已去，可改为隔日用药，以免伤体过重。如此治疗月余，终取泻水排毒之效。

4. 重视炮制，别用生制品

颜师十分重视炮制，善于合理应用各种中药的生制品。他认为，中药炮制是提高中药治疗效能的必要手段。各种炮制方法，均能引起药物内各种成分发生变化，而发生变化的成分即显示与原生药功效相异的效能。其中，有的药经过炮制后，其性能增强，如黄芪补气升阳，蜜炙后补气作用更强；延胡索止痛，醋制后止痛力更强等。有的经炮制后，其性能发生改变，如生首乌性偏行散，功专解毒截疟、润肠通便，而制首乌则性偏滋补，功善补益精血；药性毒烈的药经炮制后，其毒烈之性大减，如生大黄泻下力猛，制熟后泻下攻积力大减；巴豆峻下逐水，去油后名巴豆霜，峻下之力大减等。有些剧毒药经合理炮制，可使其毒性消除，如附子生用毒烈，制熟后毒性成分乌头碱即被水解成几乎无毒的醇胺类物质，而毒性大减。其次，以不同的炮制方法炮制同一种药物，由于辅料及手段不同，即导致药物内部的成分发生不同的变化，出现不同的效应，如半夏，由于炮制方法不同，又有生半夏、姜半夏、清半夏、竹沥半夏、半夏曲等不同炮制品。其中，生半夏有毒，作用强烈，善燥湿化痰、消痞散结、降逆止呕，而姜半夏长于止呕，清半夏长于化湿痰，法半夏长于燥湿健脾，竹沥半夏功能清热化痰，半夏曲功能化湿健脾、消食止泻。颜师对各种常用中药生品、制品的性效十分熟悉，临证处方时，总是详细标明炮制要求，准确应用药物的生品与制品。如蜜炙黄芪温补力强，气虚兼阳虚，或阳气下陷、脏器脱垂时每投；而生黄芪温补之力稍缓，且利水湿，气虚较轻，或又兼水湿停滞者每用。山药生用平补气阴而涩性较小，用于气阴两虚或兼热者；炒用则健脾止泻，收涩性增强，每用于脾虚泄泻者。薏苡仁，生用性平偏凉，功能清热除痹、利湿排脓，炒用性平偏温，功善健脾止泻，故治风湿痹痛、肺痈、肠痈及脚气、淋痛等证，每投生品，而治脾虚泄泻，每投炒制品。地黄，鲜用汁多性寒，功善清热生津凉血，热病伤津口渴者每用；晒干即干地黄，甘多苦少性凉，功善凉血滋阴生津，热入营血及阴血亏虚兼热或虚热可投；蒸过后即熟地黄，其性由凉转为微温，功善滋阴补血、填精固本，阴亏血虚热不甚或精血亏虚有寒者宜遣；炙生地，即将干地黄炒炙，其介乎干地黄与熟地黄之间，颜师亦喜用，每遇阴虚与脾胃虚寒互见时即投。泽泻，生品清热（泻肾火）利尿通淋，常用于湿热淋痛、水泻兼热及阴虚虚火上亢等证；炒后清热之力减弱，而利水湿之力仍存，常用于脾虚便溏或肾虚虚火上炎，又兼中焦虚寒不宜寒凉者。

5. 澄清混乱，分用同名药

由于历史的原因，中药中有的药同名异物。这些药虽同名，以往曾作为某种药用于临床但来源相异。有的虽为同科同属，但不同种；有的却来源于两个完全不同的科或不同的属。由于它们的来源不同，所含成分与具有的性能相差很大。此点已被新的研究和临床应用所证实，有的还被《中国药典》分别收载。颜师认为，古代将不同品种的药混作一种，是可以理解的，但是不科学的。应当根据新的研究（包括实验和临床研究）结果，重新认识，并分别应用。如贝母，始载于《神农本草经》，沿用至今品种很多，其中主流商品为川贝母与浙贝母两种。二者虽均源于百合科植物贝母属，但却不是同种。商品川贝母除包括本种外，还有康定贝母、暗紫贝母、梭砂贝母及甘肃贝母，主产于我国的西南及西部；而浙贝母仅为自身一种，主产于浙江及江苏南部等地。由于品种与产地不同，致使两种贝母的性能既相似又相异。相似的是，二者均味苦性偏寒，同归心、肺经，同具清热化痰开郁之功，同可用于痰热咳喘、风热咳嗽、痰火郁结之胸闷、心烦及疮肿、瘰疬、乳痈、肺痈等证。相异的是，川贝母微寒兼甘味，功长清润止咳，又善治阴虚劳嗽及燥咳痰黏等；浙贝母则苦寒清泄力强，功偏清热散结，又兼解毒，宜用于风热或肺热咳喘，以及疮肿、瘰疬等证属痰火郁结者。又如沙参，亦首见于《神农本草经》，原为桔梗科沙参属多种沙参的根，习称南沙参。大约到了明末清初，又出现了北沙参。早期的北沙参，究竟属何科何属植物，尚难定论。直到 20 世纪 30 年代，曹炳章先生在《增订伪药条辨·北沙参》按语中，才首次描述了北沙参的产地及性状，即为伞形科植物珊瑚菜的根。两种沙参来源迥异，性能理当有别。虽均味甘性微寒，同能清肺养阴、益胃生津，治肺热或肺燥咳嗽、阴虚劳嗽及胃阴不足等证，但南沙参体轻又兼微苦味，轻清上浮而兼祛痰，燥热咳嗽有痰或又兼表邪者可投用，而北沙参却质坚，滋阴力强，肺胃阴伤较重者用之为宜。再如南北刘寄奴、南北五加皮、沙刺蒺藜等均属此类，颜师总是区别对待，分别合理应用。

（二）深研配伍，活用对药

颜师认为配伍用药的方法和理论，来源于应用药物防治疾病的实践。早在远古时期，人们用药防治疾病，大多采用单方。后经长期无数次反复实践与认识，才逐步掌握了配伍用药的方法和理论。成书于战国秦汉的《黄帝内经》与成书于秦汉之际的《五十二病方》，均载有两药或多药配伍用药的经验。汉代《神农本草经》与《伤寒杂病论》的问世，说明医药学家对配伍用药的经验日臻完善，并逐步从实践经验上升为理性认识。认识到各种药物在配伍应用时能起到复杂的变化，并具一定的规律性。《神农本草经·序例》首将其总结云："药有阴阳配合，子母兄弟，根茎花实，草石骨肉。有单行者，有相须者，有相使者，有相畏者，有相恶者，有相反者，有相杀者，凡此七情，合和视之，当用相须相使者良，勿用相恶相反者，若有毒宜制，可用相畏相杀者。不尔，勿合用也。"此即后世所云的"配伍七情"。又云："药有君臣佐使，以相宣摄合和。"从而为中药配伍理论奠定了基础。又据《重修政和经史证类备用本草·序例》引《蜀本草》语曰：本经"凡三百六十五种，有单行者七十一种，相须者十二种，相使者九十种，相畏者七十八种，相恶者六十种，相反者十八种，相杀者三十六种"。可以说明，汉代医药学家已经比较系统地掌握了常用中药的配伍宜忌，有的至今仍被临床配伍用药所遵循。迨至南北朝时期，《雷公药对》等配伍专著的问世，说明配伍用药已在实践上理论上初步形成了独立体系。此后，历代医药学家在配伍理论的指导下，通过临床实践，发现了许多特定的配伍药对、药组及具体法则，如黄柏配知母降火坚阴，桔梗配甘草解毒利咽，滑石配甘草清热解暑利湿，等等，使中药配伍的理论与内容得到了不断的充实。

颜师指出，中药配伍的内容，概括起来可分为两大类，一类是从双元角度论述药物配伍后性效变化的规律，如上述七情配伍中关于相须、相使、相畏、相恶、相反、相杀之论即是。从药效学角度进一步分析上述六种配合关系，可使我们清楚地知道药物配伍的基本规律。其中，相须、相使说明有些药物同用后，可产生协同作用，能增进疗效，临床应提倡应用；相畏、相杀说明有些药物同用后，由于相互作用，能减轻或消除药物的毒性或副作用，炮制或应用毒烈药时可考虑选用；相恶说明合用的药物因互相颉颃而抵消或削弱原有功效，临床一般不用；而相反则说明有些药物单用毒性较小或无害，与一定的药物合用后，即能增强或产生毒烈之性，属配伍禁忌，原则上应禁止使用。后世关于双元配伍的论述更多，如辛甘发散为阳、升降并用、补泄兼施、收散同投、动静结合等，均属此列。一类是从多元角度研究配伍后，药物在方中的地位与效用，并冠以君、臣、佐、使，指导组方用药。双元配伍为基本配伍，是组方的基础；而多元配伍是基础配伍的进一步发展，是组方的结果。二者缺一不可。总之，药物的配伍应用，历来是中医用药的主形式，具有科学性。药物通过配伍，能增效、减毒，发挥其相辅相成或相反相成的综合作用，使各具特性的药对或药组联结成一个新的有机整体，从而扩大治疗范围，适应复杂病情，预防药物中毒，以保证临床用药安全、高效。

颜师还认为，从张仲景《伤寒杂病论》问世以来，历代名医通过临床实践所发现的许多配伍合理、疗效确切的对药，是中医临床用药经验的重要内容，应当认真研究与继承，并灵活应用。如黄连配吴茱萸这一药对，出自《丹溪心法》卷一的左金丸，其中黄连苦寒，清热燥湿，泻火解毒；吴茱萸辛苦性热，疏肝下气，温中散寒。二药合用，一寒一热，辛开苦降，相反相成，功能清肝泻火，和胃制酸，为治肝经火郁、吞吐酸水之要方。颜师临证十分喜用，凡肝胃不和，呕吐吞酸，不管证属肝郁化火犯胃，还是寒热错杂者，他都投用。证属肝郁化火犯胃者，即仿丹溪左金丸，重用黄连，少用吴茱萸，但不是原方的六比一用量，而是二比一或三比一；证属寒热错杂，两药的用量即随寒热的变化而增减，热较甚者，多用黄连，少用吴茱萸，用量之比同上；寒多热少者，则多用吴茱萸，少取黄连，比例常为一点五比一；而寒热相当者，则二者等量。如此每每取效。

颜师临证配伍用药，既紧扣病机、立法严谨，又圆机法活、知常达变。他临证组方，方方配伍有度。不但君臣佐使主次分明，而且相须相使配合得当，相恶相反避忌不犯。此其配伍用药的特点之一。特点之二，是常用对药或药组配伍，方方皆有。不论治外感病或内伤杂病，均是如此，如治外感咳嗽，属风寒袭肺者，常以紫苏叶配苦杏仁；属风热犯肺者，常以桑叶配菊花，或银花配连翘；属肺燥痰少者，常以桑叶配苦杏仁。治咳喘痰多，属寒痰痰饮者，常以麻黄配苦杏仁，或陈皮配半夏；属热痰黄稠者，常以麻黄配生石膏，或桑白皮配黄芩。治脾虚气滞，若夹湿便溏者，常以枳壳配炒白术；若大便秘者，常以枳实配生白术。等等。

（三）不拘成方，按证调配

中医方剂学历史悠久，现存最早的方书，当推《五十二病方》。至汉代，张仲景《伤寒杂病论》融理法方药于一体，堪称"方书之祖"。其所载之方，流传中外，沿用至今。后世《肘后方》《千金方》《外台》《圣惠方》《和剂局方》《济生方》《脾胃论》《卫生宝鉴》《景岳全书》《证治准绳》《医方集解》《医学心悟》《温病条辨》及《临证指南医案》等书，也收载了不少疗效确切的名方。颜师虽熟悉这些著作所载名方，但临证却很少原方搬用。即便使用，亦必加减化裁。他认为前人制定方剂，主要是授人以法，而不是要后人生搬硬套，不加变化地袭用全方，何况古人早有"古方今病不相能"之名训。各种疾病千差万别，即使主证相似，而兼证亦存小异。求大同是一般医生都能做到的，而辨小异则不易做到。倘若治疗时抄袭成方，将方证相同或相近，而兼证不同的疾病，一律选用某一成方，且不加化裁，就很难体现这种差异，也有违于中医辨证论治的原则，势必影响疗效，得不到应有效果。因此，颜师从不为成方所局限，常根据患者的具体病情，针对主证确立治疗大法，再参以不同的兼证等，合理组方遣药。他的组方经验有以下三点：

一是根据治疗需要和药物性效，仿古方之意，自拟处方。如他治肝肾阴虚、肝阳上亢之证，即仿前人镇肝熄风汤之意，自拟潜降汤，组成为：熟地黄 15g，生白芍 12g，生石决明 30g（打碎，先下），生牡蛎 30g（打碎，先下），茯苓 10~20g，丹参 12~15g，益母草 15g，怀牛膝 12~15g，夜交藤 30g，白菊花 10g。方中熟地黄甘而微温，善滋阴养血固本，治阴血亏虚之证；生白芍苦酸微寒，善养血敛阴、平肝柔肝，治肝阳眩晕头痛：二药共为君药，滋补阴血，平抑肝阳功著。生石决明质重咸寒，善清肝火、益肝阴、潜肝阳；生牡蛎质重而咸涩微寒，既善益阴潜阳，又能镇心安神：二药共为臣药，既助主药补阴潜阳，又能镇心安神。茯苓甘平，宁心安神、健脾；丹参微寒，清心除烦；怀牛膝补肝肾而引火引血下行；益母草微寒，清热利水、活血化瘀：四药共为佐药，既助君臣药补肝肾、定神志，又引火引血下行。白菊花微寒，能平肝、清利头目；夜交藤性平，能养心安神、通络：二药共为使药，一则平肝安神，二则引药入心肝二经。诸药相合，滋阴平肝、潜阳安神效宏。临证凡遇肝肾阴虚、肝阳上亢所致的头痛眩晕、心悸失眠等证，特别是中老年患者，颜师每每投用，并随证加减。其加减方法是：如兼食欲不振者，去熟地黄，加制何首乌 15g；兼耳鸣者，加磁石 30g（打碎，先下）；兼腰痛者，加杜仲 10g，桑寄生 30g；兼盗汗者，加五味子 6g，浮小麦 30g；兼大便不爽者，加决明子 30g（打碎），黑芝麻 30g；偏于阴虚火旺，兼心烦、口燥咽干者，去熟地黄，加生地黄 15g，麦门冬 15g；肝火偏旺，证兼急躁易怒、目赤者，加龙胆草 6g，夏枯草 15g；头痛较重者，加刺蒺藜 12g，蔓荆子（打碎）12g；眩晕较重者，加天麻 6~10g，钩藤 15g（后下）；失眠较重者，加炒枣仁 15g（打碎），龙齿 15g（打碎，先下）。

二是即便选用成方，也常因方中药物与病情不完全相符，而只取其中几味主药，再据病情酌配他药，绝不原方照搬。如用小柴胡汤治肝胆郁滞夹湿热内停，只取柴胡、黄芩、半夏，再配以茵陈、蒲公英、郁金等清利肝胆湿热之品；用丹栀逍遥散治肝郁化火，只取丹皮、生栀子、柴胡、茯苓，并将白芍换赤芍，再配以黄芩、郁金、刺蒺藜、香附等清肝解郁之品；用济川煎治老年体虚便秘，只取肉苁蓉、当归、枳壳等，再配以生首乌、火麻仁、黑芝麻等补虚润肠通便之品。

三是治疗复杂病证，常根据治疗需要，将数个成方融为一体。如治感冒发热，咳嗽痰多，头痛，鼻塞流涕，咽痛喉痒，胸闷不畅，常将银翘散、杏苏散、止嗽散三方合为一体，名为治感冒发热咳嗽方。方中君药有三，即荆芥穗、金银花、连翘，以发表清热解毒。臣药有两组，一组为黄芩、板蓝根、浙贝母、桔梗，既助君药清热解毒，又能宣肺化痰利咽；一组为苦杏仁、化橘红、苏子、紫菀、百部、白前、炒枳壳，既能降气化痰止咳，又能利气宽胸，且不燥烈。佐使药为生甘草，既助君臣药清热解毒、止咳，又能调和诸药。如此，诸药合用，共奏辛凉解表、清热解毒、化痰止咳之功。临证每遇感冒发热、咳嗽痰多之证，颜师每投本方，并随证加减，效如桴鼓。

（四）三因制宜，随机变通

中医认为，疾病的发生发展与转归每受时令气候、地理或居处环境及个体体质等多种因素的影响，故在治疗疾病时，应当根据发病的季节、就诊前后的天气变化、患者所处的地理或居处环境，以及个人体质的变化和差异等多种因素，随时变化用药，绝不能拘泥呆板，恪守不变，以免贻误治疗。颜师深谙此点，并在临床随机变通。他首先因时制宜，注意观察天气变化，不断调整用药。如治感冒无汗，常投紫苏、荆芥等发汗解表之品，春夏气温高，即减少用量，一般用 4~6g，秋天天气转凉，冬天气候寒冷，即酌加用量，多用 6~10g；治中焦虚寒，脘腹胀痛，常用高良姜、香附、砂仁、生姜等辛温香燥之品，仲秋至次年孟春，天气寒冷，用量较大，而仲春之后，孟秋之前，天气热暖，用量较小；治寒湿痹痛，常遣威灵仙、羌活、独活、海风藤辛温燥散之品，并随天气的冷暖变化而增减用量。又如长夏溽暑，暑邪致病者多，而暑多夹湿，颜师在此时处方，又常据情酌加藿香、佩兰、滑石等解暑除湿之品。

其次，因地制宜，注意顺从居处环境的变化，调整用药。如以麻黄平喘，因其辛温燥烈，早年行医家乡时，每剂用量顶多 3g，而刻下在京临证，用量常在 4~6g，这是因为他的家乡为江南镇江、常州一带，天气较热，而京城却较凉。又如以细辛治寒痰喘咳或寒湿痹痛，早年在家乡甚少应用，而刻下在京却时而遣用。近年临床所诊病人多为久居市区者，颜师认为他们虽生活在同一地区，但居住与工作环境却有差别，亦能影响疗效，理当酌情调整用药。如居住楼房可因楼层不同室内气候有别，一般说，一层与阴面，因阳光少或空气流通受限，多阴冷或潮湿，而顶层与阳面，因阳光充足，空气流通，多温暖干燥。据此，他治风寒感冒无汗，居住在一层或阴面者，常酌加药量，而顶层与阳面者，即用常量或稍加用量。又如炉前工，工作环境高温，易耗伤气阴；水产工，工作环境潮湿，易感湿邪；饭店服务员等工作在冷风空调环境中，易感风寒之邪；电子计算机操作者，易耗气伤神；等等，在用药时都应考虑。

再次，因人制宜，注意根据患者的年龄、性别、体质及生活习惯等，调整用药。他认为以攻伐之品祛邪，老幼者用量宜小，青壮者用量可大；体强者用量可大，体弱者用量宜小。以补益之品扶正，当看患者的脾胃功能如何，若消化功能良好，脾胃强健者，可用峻补之品，且用量可适当加大；消化功能不良，脾胃弱者，当用缓补之品，且用量宜小。以寒凉药治热病，属阳盛体质者，可投大寒之品，用量守常或稍增；属阴盛体质者，则宜用微寒之品，用量不宜过大。以温热药治脘腹冷痛，属素体阳盛而偶感突发者，可用小量辛温之品；而素体阴盛久病新剧者，则宜投较大量辛温之品，或常量辛热之品。男女生理有别，如以破血、峻下、滑利、敛涩及有毒等类药治妇女疾患，特别是正值三期的患者，尤当谨慎。一般以妇女经前及经期，不宜用滞涩或过分寒凉之品，以免影响行经。经期、妊娠期，慎用攻下、破血、滑利之品，以免增加经量或导致堕胎。妊娠期、哺乳期，禁用毒烈之品，以免损伤胎儿或婴幼儿。产后气血两虚，慎用克伐之品；若恶露不尽，则又当避忌单用甘腻滋补品。

岐黄之术自有传承

三、研习医案经验

（一）读案取经，拓展医技

病案，古称诊籍，又称医案，现称病历。颜师十分注重研读前人的病案，注意从前人的病案中，不断汲取精华，丰富临床经验，提高临床疗效。众所周知，病案是医生诊疗疾病的真实记录。中医病案的基本内容首先是按中医辨证论治的精神，详细、准确、全面而又有重点地收集记录四诊所得，为准确辨证、诊断打下坚实的基础。其次是针对四诊所得，按中医传统理论进行辨证分析和疾病诊断，明确而又精准地判定患者所患何病何证。再者是在对病人精准诊断的基础上，运用中医的治疗原则进行立法、处方、遣药，务求法准、方对、用药精当，以达理想之效果。

颜师认为，从学术思想与临床经验来讲，每个医生书写的病案又体现了他对该病辨证论治的学术思想与经验，是中医诊治疾病特色的具体体现，凝聚着他数十年乃至一生研治该病的心血与经验。临床医生要想提高自己的学术水平、丰富自己的临床经验，就必须不断地研究借鉴他医，特别是已有独到经验或医技医生的医案，或历代名医的医案，从中学习他们独特的学术思想，汲取他们行之有效的诊疗经验，并与自己的思路和经验有机结合，从而补充自己的缺陷和不足，指导自己的临床工作。所以，他要求我们这些弟子，一定要时刻把研读病案、汲取他医之长放在日常工作的重要位置，这就是读案取经、拓展医技。对于初上临床而缺少经验的弟子，他更是经常叮嘱要注意研读他医特别是经验丰富或对某一疾病的治疗有独到之处的医案，学习对该病的辨证、立法、用药组方等，以拓宽思路，提高医技。只有这样才能使自己的诊治技不断提高，治疗经验日益丰富，使临床疗效经常保持在突出或良好的水平。

颜师在学医之初，就如饥似渴地研读先贤的医案，堪称楷模。八十多年前，他随杨博良老师学医时，就按照老师的要求，与师兄弟们共同研析是时苏中名医的医案，受益匪浅。如今每每忆及此段经历，他总是兴奋不已，并深情地说："早年我到杨博良老师家学医，杨师家学渊源，饱览群书，我与同门师兄弟白天跟师侍诊、药房做工，夜晚则抄写杨师的藏书。因时间有限，为提高效率，我们抄写完后往往互相交换传阅，秉烛夜读。其中仅医案就有七种十三卷，内容涉及内、妇、外、儿、皮科疑难杂症的医案。计有《张聿青医案》二卷、《黄乐亭指要》四卷、《梁溪黄升阶先生三余记效》三卷、《常君钱心坦医案》一卷、《李颢亮医案》一卷、《朱紫印先生医案》一卷、《医案选》一卷。这几本书代表了清代吴中一带高超的医疗水平，所以我一直珍藏，保存完好，是不可多得的宝贵财富，望能传承后人，现经整理编著、由人民卫生出版社刊行的《国医大师颜正华手抄医书七种》，就是我在杨博良先生家抄写、交换得到的，我曾反复阅读，对我日后的行医与治学大有裨益。"今天我们细读40余万字的抄本原件，均是用毛笔繁体竖排抄写，所花费的心血和精力可想而知，令后学肃然起敬！

颜教授在独立行医，特别是参加中医高等教育的教学工作后，又时时注意研读宋代以来名医的医案，诸如《卫生宝鉴》《名医类案》《临证指南医案》《续名医类案》《类证治裁》《医学衷中参西录》等所记载的医案。这些医案大多为治验者，也有少数为失误者，不管是哪一类医案，颜师总是认真研究，从不厚此薄彼。既注重研究前人治疗有效的验案，从中研究先贤的诊治思路、病症采集、辨证立法、遣药组方，以及药物的炮制、配伍、用法、用量、使用宜忌等，汲取先贤辨证论治的技巧与遣药组方的经验；又注重研究前人治疗失误或无效的医案，分析引发治疗失误或无效的缘由，问题出在哪个环节，作为自己诊治疾病的借鉴。总之，他时时注意通过研析前人的医案，从正反两个方面学习前人的经验，并将其融汇于自己的临床诊治或讲授临床中药学的课堂教学中，在后学为其整理问世的验案中也时有体现，值得效仿。

颜教授认为，与其他学科会随着疾病的变化而变化一样，中医临床也是在不断发展的，人们对疾病的认识与治疗也必然会随着学科的发展和疾病变化而变化，每个医生必须努力紧跟学科发展的新动向，学习新知识、新技能，中医临床医生也应如此。因而他还极力提倡要经常注意研读现行中医药期刊或专著中记载的验案，从中汲取有益的东西，使自己的治疗技能不断提高，治疗经验不断丰富。他指出，临床多变，山外有山，要与时俱进。也就是说，临床是复杂的、千变万化的，面对如此复杂变化的疾病，就必须有多方面的技能与经验，而一个人的经历与精力是有限的，不可能对每一个病证都能亲力亲为，不可能对诊治每一种病证都有成熟的经验与技能，这就需要不断借鉴别人的经验与技能为我所用。如颜师曾在课堂讲授治疗肾炎水肿时用牵牛子，就是研读当代医生应用现代方卢氏肾炎丸方治疗慢性肾炎水肿及肝硬化腹水取效而来，据《中华医学杂志》1958 年第 12 期报道，方以黑、白丑粉末，和入生姜汁、大枣泥、红糖制丸服，治慢性肾炎水肿及肝硬化腹水，既有消水肿或腹水之效，又不增加肾脏负担。据此，颜师不但在讲授牵牛子时列举此案，而且在治疗因肾病综合征导致的水肿、他药不效时就曾效仿此法，在辨证论治处方的基础上常加服适量的牵牛子粉，每能取效，对后学颇有启发。

（二）撰好病案，整理升华

记录病案，从临床工作角度说，它既是每一个临床医生必须掌握与做好的工作，又是临床工作中不可缺少的一环。从医生角度说，病案既是疾病诊断、治疗和预后判断的依据，又是教学、科研及提高自己诊疗技术与丰富自己临床经验的必要资料，还是法律责任的文字依据。鉴此，颜师从自己独立开业诊病以来，就非常重视对病案的记录。尽管他所记录的大多是门诊病历，但也从不马虎，总是一丝不苟，如实记录。先是只书写于专用笔记本上，后改为一式两份。若在门诊诊疗时，他用复写纸直接将病历复制，一份书写于处方上，另一份复写在病历本上；若在办公室或自家里为同事、亲朋、好友诊病时，他仍采用复写纸复制的办法，一份写于处方上，另一份则复制于自己专备的诊疗专用笔记本上。即使到了晚年，他也仍然坚持如此，从不懈怠。年复一年，他积累了许多简要病案原始资料，为其日后研究与整理自己的临床案例与经验，创造了非常有利的条件。

带徒弟后，他即要求我们这些徒弟一定要写好门诊医案，也就是门诊病历，并定期检查指导、审阅指正，或做文字修改。对于记录不全或漏记的部分，他总是要求徒弟们一一补上；对于记录不准确或似是而非的字词，他就及时指出，并建议予以纠正；对于文辞用语啰嗦，或不符合中医药学理论与用语习惯的，他更是及时指出，并予以订正。他曾建议徒弟在写好病案后，首先要自读两遍，若发现有缺项、读之拗口或文句不畅之处，那就一定要立即补改，直至各项完整、表述准确，文句顺畅、读之朗朗上口为止。总之，颜师力求记录在案的病案，不但要保证案例的真实性、完整性、科学性，而且要保证其层次清晰、用语精准、文句流畅、标点准确，具有可读性。如今很多已经结业满师多年的徒弟仍然沿袭这一习惯，在出诊时仍一一记录病案，既为复诊带来了方便，又积累了许多临床诊治资料，为进一步整理研究、提高医技打下了厚实的基础。

验案，即指临床医生治疗疾病时，取得的有效或治愈的病案。颜师从独立行医治病的那一时刻起，除了研读前贤的医案特别是验案外，还十分注重整理撰写自己临床治疗效果较好或非常好的病案，也就是常说的验案。在教学与诊疗之余暇，每隔一段时间他总会抽出一定时间对治疗效果较好或治愈的案例，认真进行整理总结。他认为，整理总结验案有许多好处，首先是可以回顾自己既往对被整理医案的整体思路，分析能够取得较好效果或治愈的原因；其次是检阅自己的处方用药是否到位，是否精准无误，以固化或完善对此类病证的遣药组方；再者是分析自己在诊疗此类病症时还有无考虑不周，还须再提高、再完善之处，并对不够完美或值得改进之处研究对策，进行改进，使诊治更加周密细致；其四是通过对相似病证（或症）治验的系统再整理，从中总结出自己治疗常见病、多发病的一套方法与经验，并将其升华提高，以指导今后的临床，取得更好的诊治效果。

　　早在20世纪50年代初，颜师就非常注重对自己诊疗有验的医案的整理，特别是从事中医高等教育教学工作以来更是如此。到了20世纪50年代末期，颜师就已经整理出近百例的验案，每案例首先按患者的姓名、性别、年龄、职业、籍贯等一般项目一一条列，其次是将四诊所见、诊断与辨证、治法与处方一一写明，最后还要加按语，以分析评价诊治取效的缘由、前人经验的启发、自己的心得体会，升华提高自己的临床经验等。然而，令人惋惜的是，由于当时工作调动频繁，多次搬家，使大部分已整理好的验案散失。对此，颜师每每谈及时总是十分无奈与遗憾。当颜师由南京调到北京中医药大学从事教学工作后，他又重新开始整理、撰写自己的临床治验案例，并抽时间复读这些验案。他将整理出的验案，或记录在案，供日后再研读；或备作讲解常用中药临床应用的鲜活案例，以彰显中药的独特疗效。到了20世纪90年代带了徒弟后，他又毫无保留地将整理好的验案赠送给部分徒弟，供他们阅读、学习、研究，并进一步系统整理。

　　将验案完整整理后，还不算了结，他还要求必须在验案后附加按语，这也是颜师十分推崇的一件事。所谓附加按语，即指医者或整理者结合中医药理论、该病诊疗史及遣药组方等的独到之处，在验案完成之后，对其进行系统的有见地的分析与评说。如前所述，早年在初写自己的验案时，几乎在每一个案例之后都要附上按语。他认为，通过对验案的按评，既能加深对治验疾病诊治的认识，又能总结升华自己的诊治思路，还能固化治疗该病证的治则和选药组方，最后达到提高自己治疗技能之目的。

至于如何撰写好按语，颜教授有自己的独到见解。他认为，按语的内容非常广泛，虽可涉及中医药的各个方面，但不能漫无边际、面面俱到，应紧扣与该病证的病因、病机、诊断、治法、选方，以及配伍用药、用法用量、使用宜忌，乃至中西医药有机结合的切入点等，提出有意义的见解与论述。按语的内容与行文格式则不必拘泥呆板，须因验案之特点而灵活掌握。不管从何处下手、用何种行文格式书写而成，最后完成的按语一定要表达出关于对该案治验的主要缘由与诊治特点，或配伍用药、服用宜忌等方面的独到之处。在众多验案中，有的在诊断上独树一帜，有的在辨证分型上有别于常规，有的在用药配伍上有别于传统习惯，有的在药物的炮制上有新意，有的在用量与服药时间上有新见，有的在疾病的认识上特别是如何将中医诊断与西医检查有机结合上有所创造等等，所有这一切虽均可以作为按语的论述议题或中心，但切忌空洞无物，或文不对题，或辞华失实，或散漫不精。

颜师指出，按语是否精彩到位，是否有新意，是否给人以启发，起到画龙点睛之效果，不但是体现一个中医工作者专业水平的试金石，而且是衡量其学识深浅的检测器。要写一个好的按语，那就必须具备深厚的中医药学功底、渊博的

大医精诚万世师表

中医药知识和高超的文字写作力。故而他要求徒弟平日要多读书、广读书，习练按语文字的写作方法与模式，逐步学会撰写内容丰富、行文精练、逻辑严谨、科学可参、文字流畅的高质量按语。在他的指导和鼓励下，徒弟们通过刻苦学习与反复磨炼，终于取得了满意的结果，整理撰写出数百例颜师的临床验案，并加附按语，为传承其学术经验做出了应有的贡献。这些比较完整的验案，已经在多个出版社多次刊行，受到了业界读者的注意与好评，为丰富中医临床治疗经验贡献了绵薄之力。

岐黄之术自有传承

附录一　中医病证名索引

215

附录二　西医病症名索引

（见中医病证名后小字）

八　画

肾小球肾炎 ················ 102
肾病综合征 ················ 132
贫血 ··········· 125
肺气肿 ················ 18，30
肺炎后遗症 ················ 14
鱼蟹过敏 ················ 178
浅表性胃炎 ··········· 34，46，51
泌尿系感染 ················ 135
房性早搏 ················ 92
弥漫性细支气管炎 ··········· 12

九　画

带状疱疹 ················ 172
复发性口疮 ··· 162，163，165
胆囊炎 ················ 120
胆囊结石 ················ 122
胆囊息肉 ················ 119
急性支气管炎 ················ 19
急性乳腺炎 ················ 173
类风湿性关节炎 ················ 155
前列腺炎 ··········· 136，139
冠心病 ··········· 4，24，83，98
冠状动脉狭窄 ················ 85
结核性渗出性胸膜炎 ········ 88

十　画

哮喘合并上呼吸道感染 ······· 26

缺钙 ················ 110
高血压 ················ 98
高血压病前期 ················ 105
消化不良 ··········· 31，61，62，80
流行性腮腺炎 ················ 170

十一画

萎缩性胃炎 ··········· 42，48，51
第五胸椎作痛 ················ 160
偶发房性早搏 ················ 94

十二画

植物日光性皮炎 ················ 177
喘息性慢性支气管炎 ········· 30
喉部溃疡 ················ 167
脾肿大 ················ 145
腱鞘炎 ················ 158
阑尾炎 ················ 173

十三画

雷公藤中毒症 ················ 102
窦性心律 ················ 94

十四画

睾丸炎 ················ 170
疑似冠心病 ················ 81
疑似神经元损伤症 ················ 108
慢性支气管炎 ··········· 21，22，24
慢性肾盂肾炎 ················ 138

大医精诚万世师表

岐黄之术自有传承